新版｜焼かれる前に語れ

日本人の死因の不都合な事実

岩瀬博太郎
千葉大学大学院教授 解剖医

柳原三佳 ノンフィクション作家

WAVE出版

序論に代えて　法医解剖は何のためにあるのか

たとえば、自分が属する小さな村で、一人の村民が傷だらけで死んでいたとします。このような場合、亡くなった人がなぜ死んだのかを知りたくなるのが、人間としての本能ではないでしょうか。

トラなどと違って肉体的に弱いヒトという動物は、社会を形成し、その秩序を維持することで自己を守ってきたとされます。

ある者が、何かが原因（たとえば犯罪、流行病、災害）で死んだということは、自分が属する社会の中に、自分にも振りかかってくるかもしれない危険が存在することを暗示しています。そうした危険を察知し排除することが、社会の安全、ひいては生きている者個々人の安全を守ることにつながります。

法医解剖とは元来、そうした社会にとっての危険を察知する手段として存在しているのです。

狂牛病が騒がれたとき、牛の死因を明確にしようとする動きがありましたが、そうした社会的要請と法医解剖に対する社会的要請は同じものであるといえるでしょう。

つまり法医解剖は、死者の権利を守るために必要というよりも、むしろ、生きている者の権利を守るために必要なものであり、法医解剖を維持することは社会としての義務であるのです。

犯罪や災害がなくなり、法医解剖に対する社会的要請がなくなっていく方向にあるとすれば、それは社会にとって喜ばしいことですし、法医解剖の扱いも、現在のような衰退方向でかまわないでしょう。

しかし、実際はどうなのでしょうか。

残念ながら、日本で発見される変死体や犯罪数は毎年増加しており、法医解剖への社会的要請は増えるばかりです。

このような状況で、我々法医学者は学者として何をなせばよいのでしょうか。

その答えは、社会が法医学に何を要請しているのかという原点に立ち返れば、自然とでてくるものと思われます。

我々は、そうした原点に立ち返り、今後も研究・教育、そして業務を行っていこうと気持ちを新たにしているところであります。

目次

ブックデザイン　華本達哉（aozora）
カバー写真　和田 剛

まえがき

柳原三佳

2021年8月末、日本では新型コロナウイルスの感染者や重症者数が過去最高を記録し、連日のように病床ひっ迫が伝えられていました。救急車を要請しても受け入れ病院がなく、自宅待機をしている間に亡くなってしまうという深刻なケースも多数報道されるようになっていました。

千葉県では新型コロナに感染し自宅療養していた妊婦が体調を崩し、受け入れ病院が見つからないまま自宅で赤ちゃんを早産し、結果的に赤ちゃんが亡くなるという悲しい出来事も起こりました。もし、医療体制が万全だったら……、と思うと、本当に気の毒でなりません。

岩瀬教授は無念さをにじませます。

「今の日本の状況は、ついに来るところまで来たという感じです。行政の縦割り、付け焼刃の対策、予測の甘さ、国民目線がない、ことなかれ主義、などなど……。我々法医学者から見ていると、まさにこれまでの死因究明に対するでたらめぶりが露呈しているようにも思えます」

実は、私はこのとき、岩瀬教授からある事実を知らされ愕然としました。なんと、千葉大学では8月中旬になってようやく、コロナ関連の変死体を司法解剖できる準備が整ったばかりだというのです。

例えば、自宅や屋外で人が亡くなっている場合、その人が何かの犯罪に巻き込まれたのか、病気だったのかを調べなければなりません。仮にPCR検査で新型コロナに感染していることがわかっても、コロナが原因なのか、既往症の合併症が原因なのか、もしくはワクチンの副作用が原因なのかは、内臓の状態まで詳しく調べてみないとわからないはずです。

日本で新型コロナウイルスの感染者が確認されてからすでに1年半が経過しているというのに、なぜ、国内でも比較的解剖室の設備が整っているはずの千葉大学で、これほど時間がかかったのでしょう。

岩瀬教授はこう語ります。

「感染症の疑いがあるご遺体を解剖する場合は、執刀者やスタッフへの感染を防ぐため、解剖室の換気や陰圧等を完璧にしておかなければなりません。また、死体搬送の際の動線を確保したり、防護服の着脱トレーニングをしたりと、受け入れ側で準備をしなければならないことがかなりあります。しかし、国はそうした感染症対策を怠ってきたのです」

国は、ここまで事態を悪化させたことについて、「前例がない異常事態だから」と逃げ、「三密」を守らなかった国民のせいにするのかもしれません。しかし、岩瀬教授をはじめ、多くの法医学者はこれまでに、感染症やバイオテロ、災害などへの備えの必要性について何度も警鐘を鳴らしてきました。最悪の事態を想定して備え、その不安を排除することこそが、社会の安全、ひいては生きている人たちの安全や暮らしを守ることにつながるのだと……。

岩瀬教授と初めてお会いしたのは、2004年の2月。千葉大学の法医学教室で変死体のCT撮影実験を行ったというニュースを目にしたことがきっかけでした。

私はそれまで、主に交通事故の取材を続けてきましたが、交通事故死として処理されながらも、その後にさまざまな疑惑が浮上し、被害者の本当の死因がわからずに苦しんでいる遺族が相当数いることに、当時は新たな問題意識を感じていました。

そして、そうした事件を取材して記事を書くたびに、

「私の息子も死因は自殺と判断されたが、殺害された可能性が高い」

「単独事故として処理されたが、明らかにひき逃げされている」

「いじめによる暴力が原因で死亡したはずなのに、病気が原因と判断されてしまった」

といった遺族からの声が、全国各地から次々と寄せられていたのです。

この夏も、高知県に住む遺族から私のもとに連絡が寄せられました。

2019年8月、自宅近くの川で起こった水難事故で、当時7歳だった長男の陽空《ひなた》くんを亡くした父親・岡林宏樹さんです。

行方不明となっていた陽空くんは、翌日、遺体となって見つかったのですが、その直後、警察は岡林さんにこう告げたそうです。「これは事故だから司法解剖をしても無駄です」と。

しかし、陽空くんのCT画像を見た岩瀬教授は、メディアの取材にこう答えています。

「このCT画像だけで溺死と断定してはまずいと思います。仮に溺死だとしてもその原因はさま

ざまで、安易に事故で溺死などという判断は本来はやってはいけない。本来は、司法解剖後、水中死体の肺や腎臓のプランクトン（珪藻類《けいそう》）の存在を検査することによって、生前に水に入ったか否かを判定しなければなりません。解剖も初動捜査もしっかりやるべきです」

岡林さんは三回忌を迎えた今も我が子の死因に疑問を抱いており、あのとき何としても司法解剖をして死因を究明してほしかったと悔やんでおられるのです。

肉親の死因に納得できず出口の見えない苦しみをひきずる遺族たちは、例外なく、

「なぜ司法解剖をして、死因をきちんと究明してくれなかったのか……」

と訴えています。しかし、日本では変死体が発見されても、最初から犯罪性が強く疑われるもののしか司法解剖にまわらないため、真実の究明は難しいのが現実です。

「変死体」と呼ばれる時間はきわめて短く、日本の場合、通常は2～3日後に火葬され、「変死体」はすぐに「お骨」になります。そのわずかな間に、岩瀬教授のような法医学者のもとで、医学的、科学的に検査し、死因を突き止めてもらわなければ、真実は闇に葬られてしまうのです。

また、たとえ運良く司法解剖にまわったとしても、必要な検査がなされていなかったり、その後の裁判で、死因をめぐって長期間の鑑定合戦が繰り広げられたりすることも珍しくありません。

なぜ、こんなことが日常的に起こっているのか――。

当初はそれが不思議でならなかったのですが、司法解剖医である岩瀬教授と出会い、逆に検視や解剖現場の、崩壊寸前ともいえる歪んだ実態をうかがうことで、被害者や遺族が受ける二次被害が起こるべくして起こっているということがよくわかってきました。

これは何とかしなければいけない……。

立場は違うものの、そんな問題意識が一致したことが、本書の出版の端緒となりました。

そこで、この本の制作については、多忙な岩瀬教授に代わり、私が原稿執筆を担当させていただくことになりました。執筆にあたっては、岩瀬教授の論文、また、数々のメールやこれまでのインタビューなどをもとに蓄積したデータを分類して再構成し、問題点が少しでも浮き彫りになるよう工夫したつもりです。

もちろん、岩瀬教授なら、もっと専門的で学術的な文章を綴られるはずですが、私を含め、法医学に素人の人たちにもわかるように、あえてわかりやすい言葉を選んで書き進めていることをどうかご理解いただきたいと思います。

また、岩瀬教授は現役の法医学教授であり、司法解剖医です。大学には、さまざまな凶悪事件の被害者のご遺体が、１カ月に30体のペースで運ばれ、実際に司法解剖が行われています。そのため、被害者やご遺族のプライバシーを守り、個々の事件捜査に支障をきたさないようにということにも配慮が欠かせませんでした。おそらく、私に話をされる段階でも、そのことには相当気を遣われていたはずです。

もちろん、司法解剖の情報の中には、結果を公表することで同様の事故や事件の防止につながるものも多く含まれていることが想像され、歯がゆい思いを感じる場面も多々ありましたが、現状ではあくまでも捜査の一環であり、情報開示は不可能です。

岩瀬教授は本書の中で、社会の安全、福祉の維持のためにこそ情報開示が必要なのだと強く主張されていますが、いつの日か死因究明制度が改善され、解剖率も諸外国並みに向上し、さらにその情報がさしつかえのない範囲で国民に公開されるときがくれば、私たちはもっと安心して暮らせるようになるのではないでしょうか。


「死者から学べ、そして、死を恐れるな……」

岩瀬教授の朴訥とした人柄の中に秘められた、真実究明へのひたむきなメッセージが、先人達の思いとともに、この国の死因究明制度を動かす日はそう遠くはないでしょう。

2021年9月1日

本書は、2007年刊『焼かれる前に語れ 司法解剖医が聴いた、哀しき「遺体の声」』（小社）を再刊行するにあたり、元の内容に差支えない範囲でデータ等を現状の数字に変更し、例示する事件・事故等は新型コロナウイルス関連、乳幼児揺さぶられ症候群（SBS）、近畿の連続青酸殺人事件等について加筆または差し替えるなどしています。

第1章
あまりにお粗末な「死因究明」の現状

司法解剖という仕事

これから私が話すことを「どうせ他人事だ……」と無関心でいられる人は誰もいないはずだ。なぜなら、今生きている人は例外なく死を迎え、必ず何らかの「死因」を決定されることになるからである。

2020年、日本では、138万4544人（外国人含む）が亡くなっている。そのうち、病院で死なず、自宅や路上などで亡くなった方は16万9496人だった。こうした事例のうち、末期がんなど明らかに病死したと考えられる一部の場合を除いた事例を変死体と呼ぶ。変死体の中には、

1. 病院以外の場所で病死した死体
2. 見た目でそれとわかる外傷で死亡した死体
3. 見た目には外傷がないが、内臓に損傷があり死亡した死体
4. 薬毒物で死亡した死体

が含まれている。

変死体が発見された場合、日本ではその死が犯罪に起因するものであるかどうかを判断するために、まずは「検視」が行われる。

刑事訴訟法の第229条第1項には、

『変死者又は変死の疑のある死体があるときは、その所在地を管轄する地方検察庁又は区検察庁の検察官は、検視をしなければならない』

と規定されている。つまり、本来なら死因究明の専門家である私たち法医学者が判断すべきことを、法律ではどういうわけか、先に検察官に委ねているのだ。

しかし、法律どおりに検察が検視を行っているケースはほとんどなく、実際にはその代行で「検視官」と呼ばれる警察官が行っているのが現状だ。

検視官は全国の各都道府県警察に計370名配属されている（2020年4月時点）。医師の資格は持っていないが、原則として警察大学校で法医専門研究科を終了し、刑事部門で10年以上の捜査経験を積み、検視・死体調査に関する法令や実務に精通した者、もしくは警部以上の階級で強行犯捜査、検視・死体調査または鑑識に関する4年以上の経験を持つ者がこの職務にあたっている。

とはいえ、仮に370名で年間約17万体にものぼる変死体の検視をすべて行ったとしても、医学的に正確な死因を判定することはできない。毒殺の場合、死体外表に異常を認めず、検視で実施する簡易薬物検査をすり抜けることがあり、そうなれば、犯罪が見逃されることになるのだ。

警察庁によれば、検視にあたる警察官は、「五官」を使って死体の見分《けんぶん》を行うのだという。

「五官」とは、視覚・聴覚・嗅覚・味覚・触覚。

つまり死体を外見から観察して、その死が犯罪に起因するものかどうかを見極め、犯罪性が疑われない死体は警察が委嘱した検案医（地元の開業医や勤務医など）に立会いを求め、死因や死亡時刻、異常の有無などを記載した「死亡診断書（死体検案書）」が発行される。

一方、犯罪性が疑われる死体は司法解剖を行うため、裁判官に「令状」を請求する。

令状が取れたら、警察は各都道府県の大学の法医学教室に、「司法解剖をお願いします」という連絡を入れ、予定していた時刻に死体を運んでくるのだ。

それを受けた私たち法医学者は、白衣、マスク、帽子、長靴、胸まである長いエプロン、さらに血液などを防ぐための透明のフェイスカバーをつけ、万一の針刺し事故に備えるためにゴム手袋を2～3枚はめ、さらに軍手をつけて死体の到着を待つ。

この仕事で一番危険なのは、死体から感染症をうつされること。それを防ぐためには、とにかく重装備が鉄則なのだ。

解剖室に運ばれてきた死体が解剖台の上に載せられると、私たちはまず死体の身長や体重を測定し、直腸温を計り、外表検査を行う。

それが済んだら、死斑や死体硬直などの状態を外側からこまかくチェックし、身体のどの部分にどのような傷がどの程度あるのかを写真に撮りながら、口頭で書記に伝え、記録していくのだ。

司法解剖の場合、この「外表検査」にはかなりの時間をかけている。

たとえば外表にまったく異常がない場合でもそのことを確認する作業が必要となるため、写真撮影や書記の都合上、最低でも30分程度はかかってしまう。

交通事故やメッタ刺しの遺体は特に傷が多い。ひとつひとつの傷を確認していくと外表検査だけで3時間くらいかかることもしばしばだ。

この点が、病院で行われる「病理解剖」と大きく異なる点だろう。

ちなみに、一体の司法解剖を行うには、最低でも執刀医1名、補助1名、書記1名が必要だ。その他、写真撮影のための要員も欠かせないが、いかんせん、国からは十分な解剖経費が支払われていないので、すべてを大学の職員だけで行っているところは稀だろう。

千葉大学もそうだが、大抵は警察官の手助けを借りて行っているはずだ。

外表検査が終わったら、次はメスで首から下腹部まで開き、各臓器を取り出しての確認作業である。

臓器はそれぞれ秤《はかり》に載せて重量計測をし、胃の内容物は裏ごし器を使って濾《こ》し、食べ物の消化の具合を調べていく。それを見れば、食後の経過時間から死亡時刻を推定することができるわけだ。

次は頭皮と頭蓋骨を切って頭部を開き、脳に損傷がないかどうかなどを調べていく。

頭の中の出血は、外から見たり触ったり、針を刺しただけでは絶対にわからないので、司法解剖による頭部の解剖は必須となる。

腹部と頭部の解剖も所見をこまかく記載しながら撮影していくので、通常は2時間程度。場合によっては、四肢や背中の解剖も行うので、さらに時間を要する。

そして、すべての解剖が終わったあとは、切開した皮膚を縫合し、解剖器具の洗浄を行い、遺体を棺に入れて警察に返却する。

白骨化したもの、腐敗したもの、体の一部しか残っていないものなど死体の状況によってももちろん異なるのだが、損傷がひどいものになると、8時間くらい立ちっぱなしの作業になることも少なくない。長時間に及ぶときは、肉体的にも精神的にもかなり疲れる作業だといえる。

しかし、司法解剖という仕事はこれで終わりではない。

取り出した各臓器は、ホルマリンの入ったポリ容器で保管し、その後、臓器片を作成して病理学的な組織検索を行う。

さらに、解剖時に採取した血液や尿などを用いて、血液型検査、アルコール検査、犯罪の種類や身元不明者の特定など、必要に応じて精液検査、DNA検査、薬毒物検査、一酸化炭素の検出などを行っていくのだ。

こまかく計算したことはないが、トータルすると、1体につき相当な時間と手間をかけている。

検視から解剖への流れ

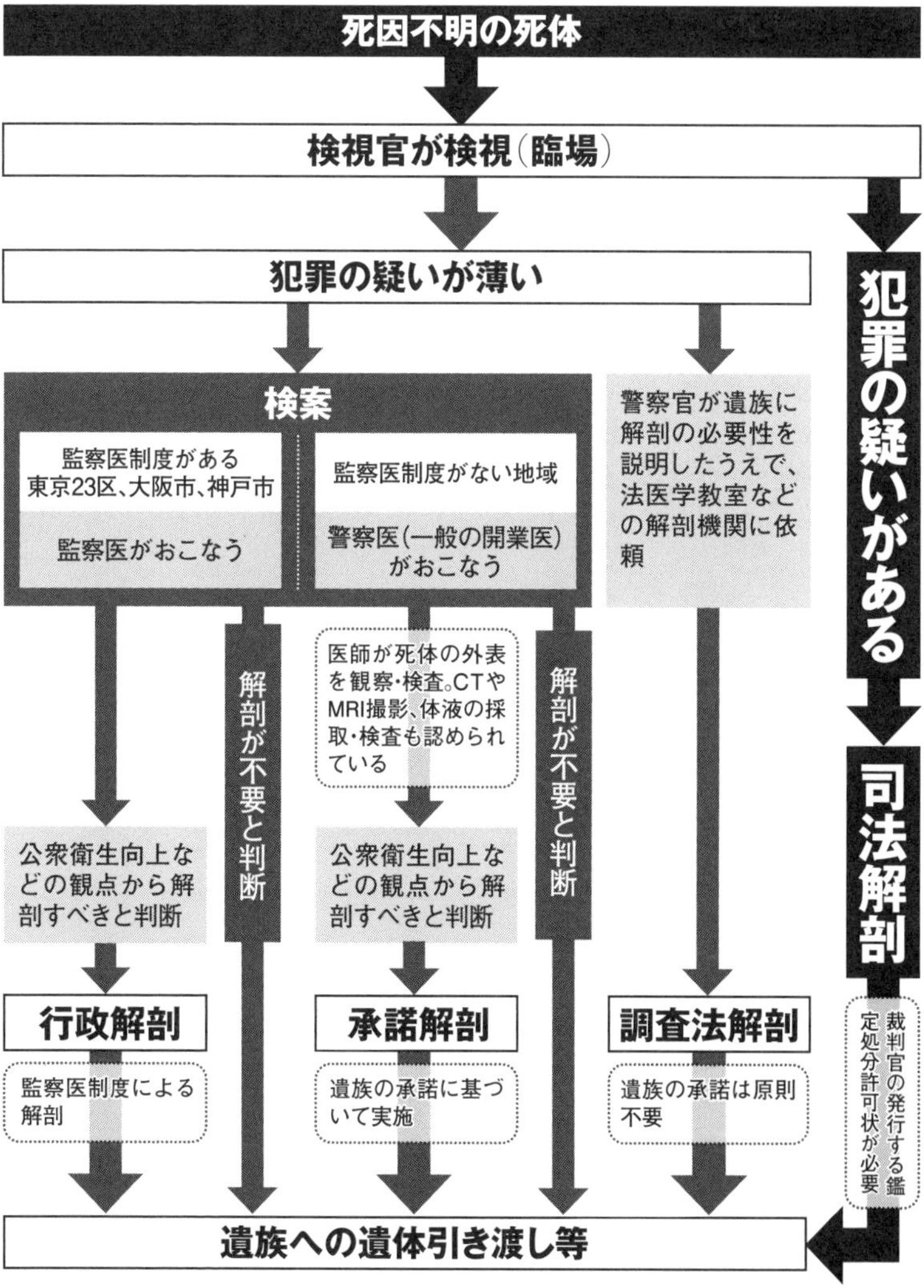
死因不明の死体
検視官が検視（臨場）
犯罪の疑いが薄い
犯罪の疑いがある
検案
監察医制度がある東京23区、大阪市、神戸市
監察医がおこなう
監察医制度がない地域
警察医（一般の開業医）がおこなう
警察官が遺族に解剖の必要性を説明したうえで、法医学教室などの解剖機関に依頼
医師が死体の外表を観察・検査。CTやMRI撮影、体液の採取・検査も認められている
解剖が不要と判断
解剖が不要と判断
公衆衛生向上などの観点から解剖すべきと判断
公衆衛生向上などの観点から解剖すべきと判断
司法解剖
裁判官の発行する鑑定処分許可状が必要
行政解剖
監察医制度による解剖
承諾解剖
遺族の承諾に基づいて実施
調査法解剖
遺族の承諾は原則不要
遺族への遺体引き渡し等

腐敗死体の臭い

司法解剖でもっとも苦労するのは、古くなった死体の解剖である。

腐敗死体は解剖しても、脳や内臓がすでに腐っているため死因がはっきりしない。

こういう場合はどうしても死因の特定に限界があり、私たち法医学者を困らせるのだが、だからといって腐敗死体を放り投げるわけにはいかない。

法医学の使命は「公平・公正な死因究明による遺族・国民の権利維持」だ。私たち法医学者は、それを何よりのプライドとして仕事をしている。だからこそ、腐った死体もそうでない死体も平等に解剖しなくてはいけないのだ。

とは言いながらも、正直、腐敗死体の解剖はなかなか辛《つら》いものがある。

数年前のこと、自宅周辺で生ごみの腐った臭いが数日にわたって続くので、

「どっかで死体が腐ってるんじゃないの？」

と冗談のつもりで家族に話していたら、その数日後、本当にご近所から独居老人の遺体が出てきたことがあった。周りの住人は死臭を知らないものだから、まさか人が死んでいるとは思いもよらず、1週間以上にわたってその悪臭に耐えていたのだ。

私だって法医学の世界に入る前は「死臭」、つまり人の死体の臭いというものがいったいどんなものなのか知らなかったが、おそらくこの臭いを実際に嗅いだことのある人は、あまりいない

だろう。

私が知る限り、死臭にはいくつかの種類がある。

水中で腐敗した場合は、ドブのヘドロの臭い。

家の中で腐敗していた場合は、くさやの干物やチーズの臭いに近い。

低温で、比較的腐りにくい状態で中途半端に乾燥した場合は、スルメの臭い。

乾燥しきってミイラになった場合は、スルメというよりかつお節に近くなってくる。

いずれも「質的」にはこうした臭いに近いのだが、要は「腐敗臭」なのだ。

スルメやかつお節をこのような例えに出すとお叱りを受けるかもしれないが、解剖時にはこうしたモノが、１００個、いや１０００個並んでいるんじゃないかと思うくらい強烈な臭いの塊となって、解剖室に充満する。

解剖したあとは、洗剤で手をごしごし洗っても、念入りにシャンプーをしても、臭いはすぐには消えない。

このように、実際にはかなり過酷な仕事なのだが、千葉大学では司法解剖を1カ月に平均30体のペースで行っている。

もちろん、私たちの仕事はこれがメインではない。あくまでも「研究と教育」が主な業務であり、警察から依頼される司法解剖は、どちらかといえば付随的なもので、正当な業務としては認知されてこなかったといえるだろう。

愕然とした国家予算の額

国立大学が法人化されて1カ月後の2004年5月、警察庁が提出してきた「検視・解剖における年間予算額の内訳（平成15年）」という1枚のペーパーを目にして、私は大きな衝撃を受けた。

●死体解剖謝金（司法解剖鑑定書作成料に対する謝礼金）
3億2067万円（一体当たり7万円×4581体分）

●死体解剖外部委託検査料（薬物、毒物、細菌、ウイルスなどの検査を外部に委託するための費用）
590万円（一体当たり2万円×295体分）

●検案謝金（死体検案に立ち会う医師への謝礼金）
1174万8000円（一体当たり3000円×3916体分）

この数字が公になったのは、おそらくこのときが初めてだったはずだ。

ちょうどこの時期、誤認検視による犯罪見逃しについての問題を取材していた柳原三佳さんが、『捜査研究3月号』（東京法令出版）という捜査関係者向けの雑誌で、千葉大学が行ったCTスキャンでの変死体検視の話題を取り上げてくれた。

柳原さんはその記事を、以前から交流のあった細川律夫衆議院議員（当時）に渡し、検視や司法解剖の悲惨な実情を説明。細川氏と政策秘書の石原憲治氏は、すぐにこの問題の深刻さに気づき、まずは警察庁に対して検視や解剖予算の開示請求を行っていたのだ。

私がお役人にいくら質問状を出しても、返事はまったく来ないのに、国会議員が質問すれば即座にこうした回答が返ってくる。

それまで、国会議員とはほとんど無縁だった私だが、このときばかりは国会議員の質問の威力にとても驚いたことを覚えている。

しかし一方で、そこに並んでいたあまりにお粗末な数字は私を大いに落胆させ、くすぶっていた怒りに火をつけることとなった。

もちろん、検視や司法解剖の予算がまったく足りていないということは、実際の業務の中で十分認識していたつもりだが、具体的な予算額を見るまでは、まさかここまで酷いとは想像していなかったのだ。

まず驚いたのは、死体解剖謝金の低さだった。

これを見ると、想定されている司法解剖数は年間５０００体にも届かず、１体７万円の解剖謝金のトータルは、すべて合わせてもわずか３億２０００万円にすぎない。

これで日本国中の「犯罪性の疑いのある変死体」を解剖し、その死因を科学的に究明せよというのだから、あまりにも無茶な話だ。

解剖に必要な医療器具や消耗品代などの経費、ホルマリン代、組織標本の検査代、臓器保管料、施設使用料などの必要経費はいったいどこから捻出しろというのか。

警察法施行令では、『犯罪鑑識に必要な解剖委託費は警察が国庫から支弁する』とされているのに、これでは〝詐欺〟と呼ばれても仕方がないだろう。

そういえば以前、千葉大学の臓器保管室を柳原さんに見学してもらったとき、

「こんな簡単なポリバケツじゃ、震度4クラスの地震がきたらひっくり返って、蓋が外れて、中の臓器が全部出てしまうんじゃないですか？　密封式のタッパーみたいな容器にしないと危ないですよ」

と、鋭い指摘を受けたことがある。

考えてみればたしかにそのとおりなので、早速、技官さんに確認したところ、私が赴任後も半分くらいはフタがすぐに外れるポリバケツのままだということが判明した。

そこでこれからは、私が以前勤務していた東大で使っていたような、密封性の高いタッパー型のバケツに変えるよう指示を出したのだが、この容器、一番小さい6リットルサイズでも一組1600円。通常、臓器を保管する12リットルサイズだと一組2000円もする。それでも思い切って一挙に100組購入し20万円の出費となったが、これは本来誰が購入すべきなのか、ずっとうやむやのまま、結局大学が払い続けてきた。

もちろん、大学内にある臓器保管室の部屋代や電気代、真空パック代なども警察に払っても

らっているわけではなく、結果的に、臓器保管ひとつとっても、見えないところにかなりの経費がかかっているのが現実なのだ。

さらに驚かされたのは、外部委託検査料の年間５９０万円（２万円×２９５体分）という、おまけのような数字だ。

民間企業に薬毒物スクリーニング（検査）を依頼すれば、少なくとも一体当たり20万円は必要なのに、一体当たり２万円で、どんな検査をしろというのだろう。

そもそも、年間２９５体分しか薬毒物スクリーニングの予算を取っていないことは大問題だ。本当は毒殺されたのに、検査をしないまま「病死」とか「事故死」と誤って判断されてしまった場合、犯罪者は捕まることなく放置され、新たな被害者を発生させるかもしれない。実際に薬毒物を使った保険金殺人などは、犯行を重ねた上で発覚するケースが少なくないのだ。

また、ガス器具の故障による一酸化炭素中毒事故なども、被害者が複数になって初めて原因が特定されることが多い。一人目の検視時にいち早く薬毒物スクリーニングが行われ、死因が特定されていれば、確実に第二の被害者の命は守れるはずだ。

流行病も同じく、その発症原因を早期に見抜けない場合は、さらに多くの感染者が発生し、最悪、ひとつの町や国までもが滅びてしまう危険性だってあるのだ。

しかし、「検視・解剖における年間予算額の内訳」というデータを初めて目の当たりにした２００４年当時は、司法解剖を受ければ受けるほど大学が赤字になることは、誰の目から見ても明らかで、私たちにはどうすることもできず、悶々とするばかりだった。

実際、千葉大学に赴任直後は、大学の上層部から真剣に、

「大学の本業は研究、教育ですから、いよいよなら司法解剖なんてやめたらどうですか？」

と言われたこともあった。

たしかに、そのとおりだった。

それでも、私はこう説明し、理解を求めた。

「法医学で法医解剖をやめることは、内科で患者を診察しないことに等しいと思います。内科は、診療報酬を大学病院に入れながら診療し、国から設備投資や人件費も出ているのに、司法解剖にはそのようなシステムがありません。まさにその点が異常なのです。そこをなんとかしなければ、今回の法人化で法医学は消滅してしまいます。その前に、最後の悪あがきかもしれませんが、なんとかがんばりたいと思っています」

それ以後、学部長、事務長をはじめ医学部の方々からは、惜しみないご支援をいただくこととなったわけだが、まさに「待ったなし」ともいえるあの時期に、千葉大学に赴任させていただいたことは、今思えばラッキーなことだったといえるかもしれない。

都道府県でこれだけ違う解剖率

２０１７月11日、老人ホームに勤務する准看護師の女性（71）が、殺人未遂容疑で千葉県警に再逮捕された。２カ月前、同僚の女性と迎えに来た女性の夫に睡眠導入剤を入れたお茶を飲ませ、交通事故を起こさせて殺害しようとした疑いだ。

２人は車で帰宅途中に、別の車と衝突事故を起こし、計３名が重軽傷を負った。女性と夫への血液検査の結果、睡眠導入剤が検出されたという。

実は、この事故の３カ月前にも容疑者と同じ老人ホームに勤める別の同僚が交通事故を起こし、死亡していた。

毎日新聞がこう報じている。

捜査関係者やホーム関係者によると、事故は2月5日夕、ホームから1キロ弱離れた印西市内の県道で発生した。女性は「めまいがする」などと訴え早退し、帰宅のため軽乗用車を運転中に対向車と正面衝突。搬送先の病院で死亡した。現場は片側1車線で見通しの良いほぼ直線だった。女性の血液の分析や司法解剖は行われなかった。

（2017・7・13から抜粋）

この事件は、交通事故に対する日本の死因究明の杜撰さを浮き彫りにしたといえるだろう。

１件目の死亡事故は、単純な単独事故として扱われたようで、司法解剖はおこなわれなかった。

もしこのとき、解剖が行われ、心筋梗塞などの持病がないことが明らかにされていたら、そして、その後の薬物検査で薬物使用が発覚していれば、次の事件はくい止められたかもしれないのだ。

諸外国では自損事故のような交通事故でも、遺体は解剖されることが常識だが、日本の場合は解剖されないケースがほとんどだ。もし、薬物を用いて交通事故を起こさせるといった事件が起こると、見逃される可能性があり、大変危険といえるだろう。

発作や病気による事故死も見逃される

2016年2月、大阪・梅田で起こった乗用車の暴走事故では、大勢の目撃者の前で歩行者が2名犠牲となり、乗用車を運転していた男性（51）も死亡した。

司法解剖の結果、男性は「大動脈解離」の発作に襲われ、事故の前にはすでに意識を失っていた、つまり、事故は男性の不法行為ではなく、突然の病が原因であることが証明できたのだ。

もし、この事故が、梅田ではなく深夜の田舎道などで起こっていたらどうなるだろう。

おそらく遺体は解剖されず、「スピード出しすぎ」「わき見」「居眠り」「信号無視」など、ドライバーの「重過失」として処理されるのが現実だろう。

高齢者の自動車事故が増加しているが、実際には、突然の発作による事故が、相当隠れているのではないかとも推測できる。

日本の警察にはなぜか「交通事故は殺人事件ではない」という特殊な先入観があるようだ。この10年の議論の中で、『死因身元調査法』が作られ、司法解剖以外に『調査法解剖』という新しい解剖ができるようになった。これは、一見事件性がない死体でも、警察が解剖できるというものだ。

ちなみに、２０１６年に行われた調査法解剖は２６０５件だったが、このうち交通部で行われた解剖は0件。その理由は、この解剖の予算が刑事部だけに充てられ、交通課にはまったく予算化されていないからだ。こうした事情をみると、仮に交通事故を装った殺人などの見逃し事例がおこっても、各都道府県警だけの責任にはできないだろう。

そもそも、こんな事態に陥ってしまった理由の一つは、交通事故の死体をないがしろにしてきた警察庁の不作為もある。『調査法解剖』を新しく作ったものの、諸外国のように解剖や検査に関わる人と設備の充実を図らなければ、絵にかいた餅になるのは当たり前だ。

日本は国レベルで、法医学研究所を設置するための法改正や予算措置、人材育成など、もっと根本的な課題を早急に議論するべきだろう。

ここで、Ｐ33の表をご覧いただきたい。

これは２０２０年、日本の交通警察部門が取り扱った死体のうち、司法解剖もしくは調査法解剖に回された数と解剖率を都道府県別にまとめたものだ。

解剖率が高かったのは、

〈ベスト5〉

1、神奈川県　31・68％
2、滋賀県　26・76％
3、奈良県　26・47％
4、大阪府　26・24％
5、沖縄県　25・71％

一方、解剖率が低かったのは、

〈ワースト5〉

1、広島県　1・94％
2、宮崎県　2・17％
3、大分県　3・51％
4、新潟県　4・12％
5、鹿児島県　4・82％

こうして比較してみると、交通事故死における解剖率は、地域格差がかなりあることがわかる。あなたの住む地域は、どのレベルにランクされてるのか、ぜひ一度確認してほしい。

一方、イギリスの解剖率は40％、スウェーデンでは95％（いずれも2014年）で、日本の解剖率は先進国では最低レベルだと指摘されている。

また諸外国の場合、解剖率が高いだけでなく、遺体から採取した尿や血液は薬毒物検査を徹底

交通警察部門が取り扱った死体の解剖数と解剖率(令和2年)

		死体取扱数	司法解剖	調査法解剖	その他の解剖	解剖総数	解剖率／取扱数(%)
1	神奈川	202	64	0	0	64	31.68
2	滋賀	71	19	0	0	19	26.76
3	奈良	34	9	0	0	9	26.47
4	大阪	141	36	1	0	37	26.24
5	沖縄	35	5	3	1	9	25.71
6	兵庫	172	28	0	16	44	25.58
7	群馬	47	12	0	0	12	25.53
8	東京	212	26	0	25	51	24.06
9	青森	30	7	0	0	7	23.33
10	富山	32	7	0	0	7	21.88
11	京都	69	14	1	0	15	21.74
12	和歌山	28	6	0	0	6	21.43
13	福島	61	12	0	0	12	19.67
14	島根	22	4	0	0	4	18.18
15	栃木	85	15	0	0	15	17.65
16	宮城	63	11	0	0	11	17.46
17	長野	64	11	0	0	11	17.19
18	三重	100	17	0	0	17	17.00
19	長崎	59	10	0	0	10	16.95
20	香川	71	11	0	0	11	15.49
21	千葉	198	25	0	3	28	14.14
22	山梨	44	6	0	0	6	13.64
23	埼玉	219	28	0	0	28	12.79
24	福井	56	7	0	0	7	12.50
24	岡山	80	9	0	1	10	12.50
26	鳥取	17	2	0	0	2	11.76
27	茨城	128	3	0	12	15	11.72
28	愛媛	78	7	2	0	9	11.54
29	山口	62	7	0	0	7	11.29
30	山形	33	2	1	0	3	9.09
31	岩手	68	6	0	0	6	8.82
32	秋田	46	2	2	0	4	8.70
33	福岡	136	11	0	0	11	8.09
34	北海道	191	14	0	0	14	7.33
35	岐阜	69	1	4	0	5	7.25
36	徳島	31	2	0	0	2	6.45
37	静岡	178	11	0	0	11	6.18
38	石川	51	3	0	0	3	5.88
39	佐賀	38	2	0	0	2	5.26
40	高知	39	2	0	0	2	5.13
41	熊本	59	3	0	0	3	5.08
42	愛知	258	13	0	0	13	5.04
43	鹿児島	83	2	2	0	4	4.82
44	新潟	97	4	0	0	4	4.12
45	大分	57	1	1	0	2	3.51
46	宮崎	46	1	0	0	1	2.17
47	広島	103	2	0	0	2	1.94
合計		4,063	500	17	58	575	14.15

※解剖率の高い順

し、その後、冷凍庫での長期保管が義務付けられている。そのため、万一、連続殺人が疑われるような場合でも再び検査することが可能だ。

解剖区分の発生原因とその功罪

ではなぜ、各都道府県によって、死体の取り扱い数や解剖数にこれほどの地域格差が生じてしまったのだろうか。

「行政解剖」に至っては、とても同じ法律に従って運用されているとは思えない。そこでまずは、日本の複雑な法医解剖制度が生まれた歴史的背景について振り返っておきたい。

現在の日本には、「司法解剖」「調査法解剖」「行政解剖」「承諾解剖」という、4種類の「法医解剖」がある。

1．司法解剖

検察官、司法警察員の判断と裁判官からの「死体の鑑定処分許可状」に基づき、犯罪死体に対して行われる。遺族の承諾は不要で、原則として大学の法医学教室の医師が解剖を嘱託される。

2. 調査法解剖

平成25年4月に施行された「警察等が取り扱う死体の死因又は身元の調査等に関する法律」(死因身元調査法）に基づき実施される。警察署長の権限で、裁判所の発行する令状なく遺族に説明したうえで実施可能な解剖であり、死因が災害、事故、犯罪その他市民生活に危害を及ぼすものであることが明らかとなった場合にその被害の拡大及び再発の防止その他適切な措置の実施に寄与するとともに、遺族等の不安の緩和又は解消及び公衆衛生の向上に資し、もって市民生活の安全と平穏を確保することを目的とする。

3. 行政解剖

監察医の判断で非犯罪死体に対して死因究明などを目的として行われる。一部の地域（東京23区、横浜市、大阪市、神戸市、名古屋市）のみで施行されている。遺族の承諾は必ずしも必要とされない。

＊実施は各都道府県に義務付けられておらず、現在、名古屋市ではほとんど実施されていない

4. 承諾解剖

遺族の承諾に基づき死因究明などを目的として行われる。病理解剖と同じく死体解剖保存法第7条に基づき、監察医制度のない地域における非犯罪死体の死因精査に適用される。地

域によってはこれを行政解剖と呼んでいるところもある。

参考文献／『死体検案マニュアル』（日本法医学会）

この複雑な区分をしっかり理解している人は、数多くの事件を扱ってきたベテランの新聞記者でも少ないようだが、そもそも、日本にはなぜ、こんな複雑な解剖制度が根付いてしまったのか。

江戸時代までさかのぼると、日本では人がどこで死のうが、死因究明目的のために死体が解剖されるようなことはなかった。

当時、「腑分《ふわ》け」と呼ばれていた解剖は、あくまでも幕府の行う御用解剖だった。

同じ時代に、既に「死因」を解剖によって究明していた西欧諸国と大きく異なり、当時の日本では、人体の構造を知ろうとする、いわゆる「系統解剖」がなされていたに過ぎなかったのだ。

死体を晒《さら》すことを死刑における付加刑罰としてきた幕府の方策も手伝ってか、日本人は、死体にメスを入れたり痛めつけたりすることを極度に忌み嫌ってきた文化的な背景もあるのだろう。

明治になってから天皇陛下の命で、大学が主体となったヨーロッパ型の法医解剖（司法解剖）が行われ始めても、ヨーロッパのように非犯罪死体までを司法解剖する、という具合に浸透しなかったのは、そうした背景が尾を引いていたのかもしれない。

そうこうしているうちに、大正・昭和となり、日本は第二次世界大戦に敗北。

戦後の混乱の中、日本が変死体をいい加減に取り扱い、特に餓死や結核などの流行病対策を怠っていたことに改善が必要だと考えたＧＨＱは、米国本土の制度にならい、人口の多い主要都市に監察医務院制度の設置を要請したのだ。

そのときには、

「犯罪に関わる遺体か否かに関係なく、法医解剖すべてを監察医務院で行うように」

との命令が出たのだが、日本政府は「犯罪の疑いのある死体」だけは、従来どおり大学の法医学教室で司法解剖し、公衆衛生目的の解剖は医務院で行政解剖を行うようにと通達した。

それが、今の世になっても何ら省みられることもなく継続されているというわけだ。

結果的に、ＧＨＱによる監察医務院設置のおかげで、現在、東京都内では比較的妥当な死体取り扱いがなされているが、その他の地域では、むしろそのために悪影響を受けたと考えられる。

行政解剖と司法解剖の併設された大都市と、司法解剖のみの地方都市では、根本的に死体取り扱いのシステムが異なると考えられるべきだったのではなかろうか。

つまり、監察医制度のある場所では、法医解剖＝司法解剖＋行政解剖とし、その他の地域では法医解剖＝司法解剖と定義づけ、その上で、死体取り扱いを厳正化すべきだった。

しかし残念なことに、監察医制度のない多くの地域では、犯罪性が疑われない場合、厳密には死因不詳な死体であっても、県に行政解剖の予算がないという消極的理由から、死因究明のための検査を経ずして荼毘に付されてしまっている。

このような状況では、捜査サイドが状況から犯罪性がないと判断した（外表に特に異常を認めない）死体は、ほとんどすべてが検査されないので、外表に異常が出ない毒物中毒や硬膜下血腫、腹腔臓器損傷の死体は見落とされてしまうことになる。

結局は、法医解剖の予算設定に関し、行政の大きな不備があったと考えられる。

しかし責任の一端は、こうした惨状に薄々気づいていながら声を上げてこなかった大学や私たち法医学者にもあるだろう。

国立大学では従来から「研究・教育が主な業務」とされており、警察から依頼される「司法解剖」は、本来の正当な業務として認知されていなかった。だから、解剖数がじわじわと増加し、検査の多様化への対応を迫られても、そのために必要な人員や設備に関する予算請求を文部科学省に対して行うことができなかったのだ。

ここでまたお金の話に戻るが、本来であれば警察は大学に必要な経費を納入し、大学は教育・研究とは別枠の独自な予算で解剖業務を運営するべきという論は先に述べたとおりだ。そのためには「解剖に必要な経費は警察が支払う」と定められている『警察法施行令』に基づき、警察庁と文部科学省との間で解剖に必要な人員や設備に関して事前の折衝がなされるべきだった。ところが、どういうわけかそのようなことは行われないまま、ずるずると今に至ってしまったのだ。

警察は法規の存在さえ忘れてしまったのだろうか。日本の解剖数は諸外国に比べて少ないとは言うものの、警察は解剖に必要な経費を大学に支払うことなく、文部科学省に無断で、勝手に解剖を増やしてきてしまった。

唯一支払われてきたのは「鑑定謝金」という名目の数万円（２００６年までは1体につき7万円）のみ。警察は、解剖設備代も、解剖に必要な消耗品代も、解剖補助や書記の人件費もいっさい払わずに、ただ「鑑定書」の作成料のみを鑑定人に振り込んできたにすぎない。

日々、多大な責任と激務に苦しむ現場の警察官の方々には大変申し上げにくいが、それはまるで、警察手帳をかざしながら無銭飲食されているようで、私はずっと気分が晴れず、悶々としてきた。

さらにこの「鑑定謝金」の行き先もまちまちで、すべて個人口座に入れる教授もいれば、大学に全額入れる教授もいる。

私の場合は、大学の施設内で業務中に解剖を行っている以上、国から支払われた司法解剖の鑑定謝金はすべて大学に納入されるべきだと考えているが、それでも、1体7万円の時代は大赤字で、大学としてはまったく採算が取れないばかりか、必要な検査すらできないという酷い状況が続いていたのだ。

さらにこの状況は、国立大学の法人化によって悪化していった。

千葉大学を例にとると、法人化以前、大学から交付されていた年間経費は、教室費１６０万円、解剖必要経費は80万円だった。ところが法人化後は、教室費60万円、解剖必要経費はついに0円に下げられてしまった。

こうした悪循環は、司法解剖の現場だけでなく、当然ながら警察の「検視」にも影響を及ぼしていく。

たとえば、死因究明の重要性を認識している立派な検視官がいて、「死因不明なら解剖すべきだ」と思っていても、現在の各大学の貧弱なインフラを考慮すると、これ以上解剖を依頼することはなかなか難しい。そこで結局、「犯罪が積極的に疑われた場合にのみ解剖する」という誤った認識が、検視の現場で定着してしまったといえるだろう。

そして、この警察側の誤った認識は、さらに臨床医の世界にも伝播していく。

患者が病院で死亡したとき、日本法医学会の提唱する「異状死ガイドライン」に沿って、異状死届出を警察にしたとしても、ほとんどの死体は警察サイドにとっては犯罪性のない死体であるとされ、警察に門前払いにされてしまうのが落ちである。

これは、先にも述べたように、警察があえて犯罪発見のみに固執することで、極力面倒な解剖にまわさずに済ませることができることをよしとしているためであると同時に、法医学会の提唱する「犯罪発見のためだけでなく、国民の安全・安心を維持するために詳細に調査されるべき死」としての異状死、という国民本位の概念を理解していないためでもある。

警察がそんな態度であるので、医師としては「犯罪に関係のない死体は異状死ではないので、そういう死体は警察に届け出ず、病院で自己処理してよい」と認識するに至ってしまう。

その結果として、他の先進国で類を見ないほど、日本の異状死届け出率は低くなっている。そしてついには、臨床医の間から、法医学会の異状死ガイドラインが間違っているという意見まで出始めている。

異状死が犯罪発見の端緒であるという概念は、他の先進国から見れば極めて古い、前近代的な概念といえるが、日本の警察と医師は、その古い概念から抜け出せないでいる。それもこれも、犯罪死体以外の異状死を受け付けて、解剖にまわせるだけのインフラの余裕がないことに起因しているといえるだろう。

人は誰しも、自分がミスを犯した時には、できれば事実を隠したいという誘惑があるものだ。さらに、警察への届け出は、自分が犯罪者として扱われるかのような恐怖を感じる行為と捉えられている。

隠したいという誘惑を乗り越え、届出を行うためには、警察に対する恐怖感という障壁は低くすべきなのだが、医師、警察双方とも「異状死はすなわち犯罪死である」という古い概念に固執するあまり、障壁を低くすることもできない。

障壁を低くするためには、まず警察が「犯罪や過誤に関係のある遺体だけを受け付けて解剖するのではなく、過誤の有無以前に、明らかな病死以外のすべての死を死因がわかるまで調査する」という姿勢を持ち、そうした姿勢が医師にも伝わり、交通事故における警察への事故報告のように、「警察への届け出は必ずしも犯罪捜査とリンクしない」という認識が、医師と警察の間で共有されることが肝腎だ。しかし残念ながら、そうした多くの事例についての届出を受け付け、解剖するだけの、人も設備もないというのが現実だ。

「歯磨きを習慣づけろ」と言うとき、まずはハブラシが必要なように、「異状死届け出を習慣づけろ」と言うのなら、まずは解剖する人員と施設を整備し、犯罪死ばかりを解剖しないシステムを構築することが必要とされている。これは当たり前のことなのに、なぜか日本政府は気づこうとしないようだ。

厚生労働省は現在、医療事故を調査する第三者機関の設置を推進しようとしている。しかし、この第三者機関とて、もし解剖の人員・設備が整備されなければ、結局は今の警察と同様に、過誤疑いの濃厚な事例ばかりを受け付けるようなるだろう。

過誤の疑い事例だけを専門に捜査・調査する機関に対して、自分のミスを隠したいという誘惑を持っているものが、抵抗なく届け出られるのだろうか。そう思えば、第三者機関の設置以前に、幅広い異状死について死因究明できるだけの医学的検査機関の設置こそが本来求められているということがわかるのではないだろうか。

日本法医学会も医師に対しての「異状死ガイドライン」と同時に、警察・検察に対しての「法医解剖されるべき変死体・異状死体ガイドライン」というものを作り、それらが適正に、解剖などで検査されることを要望すべきであっただろう。もちろん、法医学会もこれまで、監察医制度の拡充など、解剖インフラの整備を要請してきてはいるが、厚生労働省、警察庁、法務省に無視されてきたのも事実だ。

結局、司法解剖など法医解剖の貧弱なインフラは、変死体における犯罪見逃しを多発させてきただけでなく、医療事故など病院内死亡事例においても、死因が精査できないという事態を発生させた。そのため、医師による異状死届出が習慣化されず、遺族にとっては大切な方の死が蔑ろにされた事例が増え、医師や医療機関への不信感も増幅させてしまったといえるだろう。

低予算がもたらす4つの深刻な問題

では、司法解剖における信じられないような「低予算」は、いったいこの世界にどんな弊害をもたらしてきたのか。

私たちが今置かれている過酷な現状から出てきた弊害は、４つの項目に分けることができるだろう。赤字続きの会社経営を放置し続けるとどれほど悲惨な状況に陥るのかをイメージすると、理解してもらいやすいのではないだろうか。

1　薬物・毒物などの検査ができない

法医学教室は、警察とは完全に独立した機関であり、鑑定を客観的に行えるということで嘱託がなされている。だからこそ、薬物の検査も本来は大学で行うべきである。

しかし、解剖経費だけではなく、検査代をまったくもらっていない状況では、検査などろくにできるはずもない。

西欧諸国では、法医解剖された遺体に由来する試料を専門に扱う薬毒物検査センターがあり、そこに検体検査を依頼することも可能だが、日本ではそのようなものを設置したくても設置する資金がまったくないため、結局は、各都道府県警察の科学捜査研究所に検査を依頼することが多い。しかし、これもまた問題が多い。客観性を保てないということがひとつの理由であるが、科学捜査研究所自体も問題を抱えているのは事実である。

科学捜査研究所は本来、覚醒剤中毒の被疑者の鑑定、現場の血痕鑑定、偽札や拳銃の鑑定などに重点が置かれており、他殺のために使用される薬毒物のスクリーニングを行うだけの機器や人員を持ち合わせていないのだ。そのため、日本全体で薬毒物検査をきちんと行う場所はひとつもなく、大きな盲点となっている。

2　書かなくてはならないはずの鑑定書が書けない

司法解剖時には写真撮影もきちんとしているのだが、鑑定書を作成する時間や人手がない。警察庁は、従来の7万円という謝金はすべて「文書作成料」と定義してきたようなので、本来は全件で鑑定書が作成されるべきなのかもしれないが、実際にはすべての司法解剖で鑑定書が作成されているとはいえないようだ。

安い経費で引き受けているだけに、鑑定書を作成しないというのはある意味でもっとも良心的な採算の合わせ方なのかもしれない。ただ、これによっていざ事件になったとき、検察官がずいぶん困っているようだし、結局は鑑定医が裁判に呼ばれる回数も増えてしまう。

3　すべての部位を解剖していないのに「したこと」にしたり、臓器を保管せず採算を合わせたりする

本来20万円以上はかかるはずの解剖経費。ところが国は、長年にわたり７万円の鑑定書作成費用しか払ってこなかった。「それなら、３体の解剖をしたことにして実際は１体やれば採算は取れる」とか「すべて切ると手間がかかるから、一部だけにしておこう」と考える法医学者もいないとは限らない。こうしたことは、絶対にあってはならないことだ。

しかし、現在も国は十分な費用も出さない代わりに、解剖部位のガイドライン作成すら行おうとしない。つまり、解剖しなければならない部位も、行うべき検査の種類も標準化されていないのだ。本来は適正な費用を出し、その上で運営を管理すべきだろう。そうでもしないと、このような輩が次から次へと自然発生する可能性がある。

4　法医学者（鑑定医）が少なすぎるため、鑑定の質のコントロールができない

日本の捜査関係者は鑑定医をおだてつつうまく誘導しながら使うという性質があり、鑑定人サイドに学者としての意思が弱いと、本当は読めもしない所見が自分なら読めると思い込まされてしまい、ついエキセントリックな鑑定を行ってしまう傾向にある。

検事など特に現場を知らない捜査側は、医学的にわかる、わからないという判断よりも、自分の関わる公判が維持できることのほうが出世にとって重要なので、エキセントリックな鑑定であっても、より被疑者を追い込めそうな鑑定の方がありがたく、そうした鑑定をしてくれる医師を探すことに専念する傾向がある。

また、日本の法医学教室は、西欧で多く見かける法医学研究所と異なって、ひとつの大学に医師が1〜2人しかいないことが多い。そのため意見が分かれても多数決にすらならず、教授と助手といった力関係も作用し、立場の弱い側が自由に意見を言えないままエキセントリックな鑑定が一人歩きしてしまう危険性が高い。

実際に日本では、司法解剖後に鑑定、再鑑定、再々鑑定でもめ、裁判が長期間混乱しているのをよく見かけるが、それにはこのような裏事情があるためだ。

もしこれが、西欧の法医学研究所のように複数の鑑定医がいる法医学教室であったらどうだろうか。鑑定が仮に個人で行う行為であっても、迷った場合に相談できる同僚が周りに多くいるので、より洗練された鑑定を行うことができ、エキセントリックな鑑定はなくなっていくものと思われる。

これらの項目は、なにも私たち法医学者の窮状を訴えるためだけに書き出したものではない。

こうした問題が、実は日本の国民生活に大変な被害をもたらしているということを、後に続く章の中で具体的にお伝えできればと思っている。

第2章

本当の死因はどこに？

～千葉大学・CT検視への取り組み～

「七天王塚《しちてんのうづか》」の祟《たた》りに怯えながら……

2005年12月20日、千葉大学医学部学舎の裏庭で、急遽「御祓《おはら》い」の儀式をとり行うことになった。

紆余曲折を経て、法医学教室がようやくこぎつけた中古CT搭載車の購入。

巨大な車体の学内設置を教授会で承認してもらい、場所も解剖室のすぐ裏側に決定。すでに大学側との事務的な話し合いも終わっていた。

ところが、その段階になって、

「あんなところに置くなんて……」

という不安げな声が、あちこちから聞こえ始めた。

実は、千葉大学医学部が建っている千葉市中央区亥鼻1丁目から3丁目は、平安時代中期の武将・平将門ゆかりの地で、大学の敷地内には「七天王塚」と呼ばれている古い塚がある。

一説によると、それらは将門の影武者七人の墓らしく、小さな石碑や祠《ほこら》がまつられたそれぞれの塚は、直径150メートルほどの範囲に北斗七星をかたどって配置されているのだ。

長い歳月を経ているせいか、盛り土が崩れたり、木や草に覆われたり、何も知らなければ通り過ぎてしまうような場所なのだが、

「塚の周辺にある木の枝を切ったり、木を切り倒したりすると、祟りにあう……」

という恐ろしい言い伝えは、今もそのまま残っている。

以前、千葉大学の医者が女医を殺害した事件があったのだが、そのときも、この塚の一部を住宅にした祟りだと言われていた。また、七天王塚の木を切った建設作業員が事故で死んだとか、祠のあるところに住居を建てた教授が交通事故で死亡した、という話も大学の中では有名だ。

たしかに、今回ＣＴ搭載車を設置する場所は、七天王塚の祠の近くだった。

私も生粋の千葉県人だし、将門の魔力は信じている。それだけに、そんなことを囁かれると、やはり怖いし気味が悪い。

そこで、木を切り倒すようなことはしないまでも、きちんと御祓いをしてからＣＴ車を設置し、これを契機に「千葉での死体取り扱い改善運動をお守りください」とお願いしようということになったのだ。

実はこの七天王塚、少々こじつけになるかもしれないが「法医学」とも深い関係がある、と私は信じている。

それぞれの塚には、牛頭天王《ごずてんのう》というインドの神様が祭られているのだが、牛頭天王はもともと疫病をもたらす恐ろしい存在であったにもかかわらず、後に厄除けの神に変化した。そのことから「疫病や災害を除く霊力がある」として崇められてきたというのだ。

だからこの場所にＣＴ搭載車を設置すれば、きっと牛頭天王が守ってくれる……そう願いたい心境なのである。

こうした事情もあって、取り急ぎ年内に御祓いだけは済ませ、年明けの２００６年1月17日、ＣＴ搭載車は無事に解剖室裏の七天王塚の祠のそばに設置されたのだった。

本当の死因は外見からは判断できない

それにしても、なぜ、車なのに「設置」しなければならないのか。

実はこのＣＴ搭載車、10年前に生産されたディーゼル車で、排ガス規制に引っかかっており、２００６年の3月には廃車手続きをしなくてはならなかったのだ。

一時は排ガスの浄化装置をつけて走行可能な状態を保ちたいとも考えたが、ここまで大きな車の浄化装置はなかなか見つからず、あったとしても相当の費用がかかることが判明した。

そこで廃車になるだけでスクラップにしなくてもよいのなら、大学の敷地に置かせてもらい、単なるＣＴ室として使っていこうということになったわけだ。

この試みは、法医学教室としては全国で初めてということもあり、各メディアで取り上げられた。以下は、ＣＴ車が設置される直前に報道された新聞記事である。

購入費用から年間維持費、撮影コストまで公開しているのは、ある意味、国へのあてつけのような気がしないでもないのだが——。

ＣＴで変死体検査　千葉大、死因判定にも活用

変死体をＣＴ（コンピューター断層撮影法）検査にかけて死因を調べる全国初の試みを、千葉市の千葉大法医学教室（岩瀬博太郎教授）が十七日にスタートさせる。司法解剖による判定が難しい症例の「解剖前診断」に活用するほか、検視にも今後応用することで、解剖に至らない変死体の死因判定にも役立つことが期待されている。

ＣＴ機器は千葉大法医学教室の研究室の敷地に設置。解剖前に変死体の全身を約二、三十枚撮影し、死因判定の手がかりにする。機器の導入費用は約三百五十万円で、維持費用は年間百万～二百万。撮影には一体当たり一万～二万円程度かかる見込みという。

ＣＴ検査が威力を発揮する症例の一つが、血管内に空気が入って死亡する空気塞栓症。解剖すると空気が入った部位を特定しにくくなるが、ＣＴなら容易に判定できる。腐敗の進んだ変死体は脳などは軟化しているため解剖が難しいが、ＣＴなら脳内出血などの確認が期待できる。通常は解剖されない部位の異常をＣＴ検査によって発見できる可能性もある。

この他、「変死体の検視、検案作業の段階でＣＴを活用することで、スクリーニング（ふるいわけ）」の効果が期待できる」（岩瀬教授）という。

平成十六年に千葉県内で見つかった変死体は、交通事故死を除いて約六千二百九十四体（うち司法解剖は約百七十体）にのぼったが、スクリーニング効果により作業の効

率化が見込める。

事件性が疑われる案件の捜査ではこれまで、存命中に行ったCT検査を死後に活用するケースはあったが、費用面などがネックとなって司法解剖の際に用いられることはなかった。

岩瀬教授は「CTの利用は解剖の精度向上にもつながり、司法解剖の人手が限られている現状では効率的で有益だ」と話している。

（2006・1・5　産経新聞）


「日本人は、生きている間は先進医療を受けられます。しかし、一旦心臓が止まると、江戸時代へタイムスリップしてしまうのです」

講演などでこの話をすると、聞いている人たちが一瞬ハッとするのがわかる。

「江戸時代」という言葉にインパクトがあるのかどうかわからないが、これも決してオーバーなたとえではない。

今回、CTの導入に踏み切った理由は、まさに「江戸時代」からの脱却が目標だった。

正確な「死因」というものは、解剖を始めとするさまざまな検査をしなければ絶対にわからない。外見に傷がなくても、内臓に致命傷を負っているケースはいくらでもあるからだ。

54ページの写真①を見てほしい。

変死体となって発見されたこの女性の頸部には、外見上、特に目立った傷は見られない。ところが、司法解剖で皮膚をめくってみたところ、首や頬の部分に皮下出血が多数見られた。つまり、首を絞められて殺された可能性が高いことが判明したのだ。

写真②も司法解剖によって犯罪性が明らかになったケースだ。

一見すると腹部の表面に変色はなく、異状はなさそうだ。しかし、解剖してみると中には大量の血液が充満。出血の原因は、腸間膜の断裂だったことがわかった。

結果的に、この女性は腹を踏んだり蹴られたりして、死に至ったことが明らかになった。

写真③は、女性の背面部を写したものだ。

死後の時間経過で若干の死斑は見られるが、それ以外は特に異状は見られない。しかし、皮膚を切開してみると、外からはわからなかった皮下出血が多数見つかった。

こうしたケースを見ると、司法解剖を行わずに死因を判断することがいかに危険であるかがよくわかる。これらの死体はいずれも、現場や周辺状況から「犯罪性」が強く疑われたため司法解剖が行われたが、もし現場に臨場した警察が死体の状況や関係者の供述に疑いを持たなければ、死因はうやむやにされ、「事件」は発覚しないまま迷宮入りとなっていただろう。

実際に、司法解剖が行われなかったために「殺人」が見逃され、味をしめた犯人が同様の手口で犯行を繰り返したという事件は多発している。

たとえば、福岡のスナック経営者・高橋裕子被告が、交際相手の男と共謀し、元夫（当時34）

外表検査があてにならない例

以下の写真を見れば、外表検査がいかに当てにならないかがわかるだろう。なお、これらは、周囲の状況から強く犯罪性が疑われたため、外表に異状がなくても解剖された例である。周囲の状況に異状がなかったらと思うと空恐ろしさを感じる。

写真①

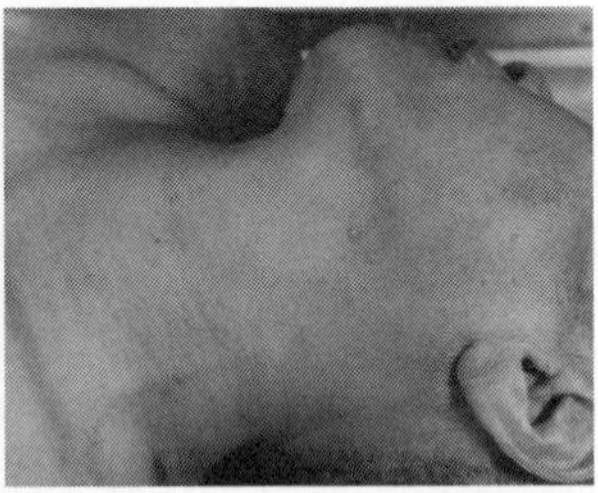

頚部は一見したところ、異状はない

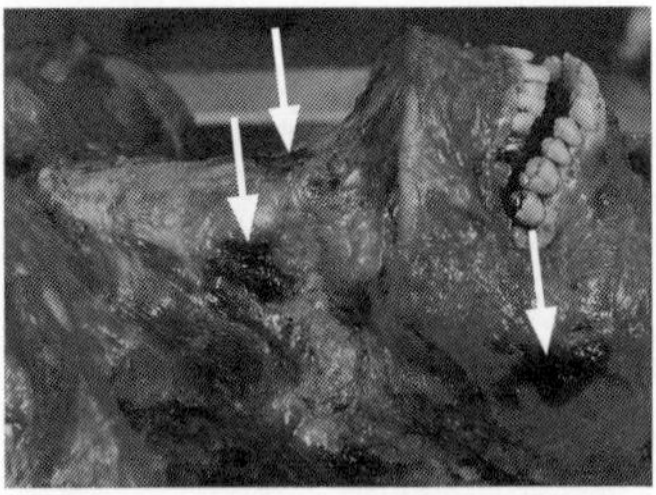

皮膚をめくると、皮下出血が多数ある(矢印)。首締めによる他殺が疑われた

写真②

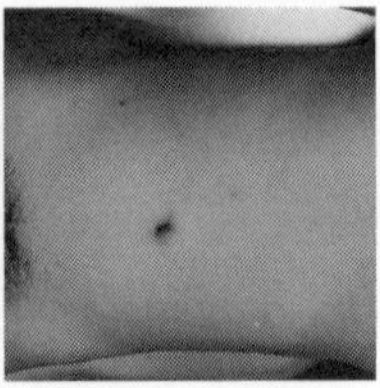

腹部に明らかな変色部はない(皮下出血はないと思われる)

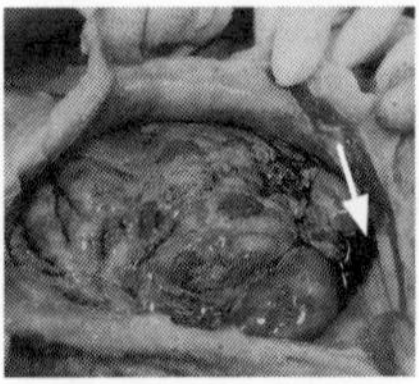

腹部を開くと中には大量の血液が充満(矢印が血液の溜り)

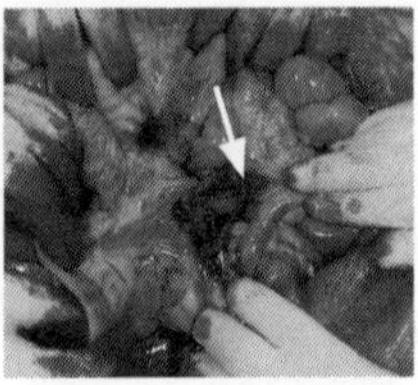

出血源は腸間膜の断裂部だった(腹を蹴られた可能性がある)

写真③

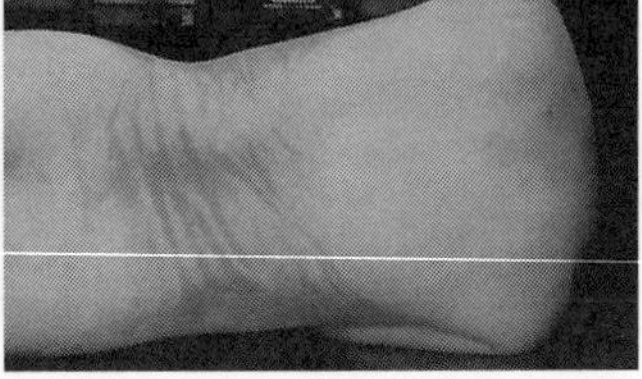

背面部は一見して特に異状はない

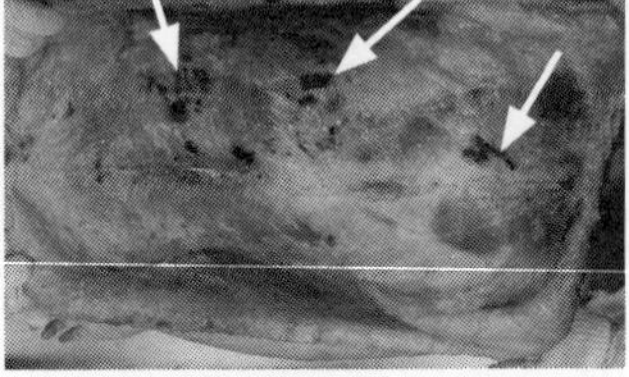

しかし、皮膚を切開してみると、皮下出血が多数ある(矢印)

と夫（当時54）の２人を殺害していた事件だ。

同被告らは１９９４年10月、自宅で酒に酔って寝ていた元夫を刺殺。警察は「遺書」があったことなどから司法解剖は行わず、「自殺」と判断したため、保険金など約2億円が遺族である被告に支払われた。

さらに6年後の２０００年11月、今度は自宅の風呂場で、睡眠導入剤とウイスキーを飲んだ直後に入浴した2人目の夫の頭を湯の中に押し込み水死させたが、このときも警察は「事故死」と判断したため、保険金が支払われたという。

一人目の殺害時にしっかりとした検視捜査が行われていれば、少なくとも2人目の犠牲者を生まずに済んだはずである。

また、たとえ司法解剖にまでこぎつけても、薬毒物の精密な検査はほとんど行われていないため、巧妙な殺人事件がかなり見逃されている恐れがある。

たとえば、夾竹桃《きょうちくとう》の抽出液やトリカブト、毒キノコ、フグ毒などでも人は簡単に殺せてしまう。また、青酸カリやヒ素といった薬物も、昔から闇の世界ではよく使われているという。

しかし、今の警察がチェックしているのはせいぜいアルコールくらいだ。司法解剖にまわらなければまず何もわからないのだが、仮に解剖までいったとしても、薬毒物を精密に検出するだけの予算がないためほとんどノーチェック。結局、死体に外傷がなければ、ほとんど病死扱いになってしまっているのが現状だ。

埼玉県本庄市で起こった連続保険金殺人事件は、トリカブトと風邪薬の大量使用だった。また、和歌山のヒ素カレー殺人事件では、被害者の不審な死が警察の誤認検視によって、長い間「自殺」や「病死」として処理されてきた。

そして、警察の目を欺いた犯人らは平然とした顔で犯行を重ね、高額の保険金を受け取っていたのだ。逆に、派手に犯行を重ねなければ完全犯罪となった可能性も大だろう。

後を絶たない「犯罪見逃し」

人口約630万人を抱える千葉県では、年間約9000体前後の変死体が発見される。しかし、2020年に司法解剖が必要だと判断されたのは、そのうちわずか324体（3・6％）だ。県内で司法解剖に携わっている法医学者は私を含め2名しかいないので、これでも精一杯の数ではあるが、残りの変死体は本当に何の疑いもないと言い切れるのか……。

私は常に不安を感じていた。

犯罪や災害による「変死」を見逃さないためには、見た目にはこれといった外傷のない死体をどのように取り扱うかが重要な課題となってくる。

解剖率の高い西欧諸国では、死因究明本位で多くの解剖を行い、さらに薬毒物スクリーニングにも力を注いでいる。つまり、外見だけで死因を判断することはせず、体の内側に原因があるかもしれない変死体の死因こそ見逃さない努力をしているのだ。

ところが日本はどうだろう。

はっきり言って「司法解剖」の令状を取り、私たちのもとに運ばれてくるのは、その大半が「見た目でそれとわかる外傷で死亡した死体」のみ。目撃者がいない、争った形跡がない、自白するものがいない、といった「３条件」がそろうと、警察はその場で「犯罪性はない」と判断してしまう。

そしてそれらの死体は、ＣＴ撮影も、薬毒物スクリーニングも、解剖も、科学的な検査はなにも行われないまま火葬されてしまうのだ。

つまり今の日本では、死因の正確な判定後に犯罪性が決定されるのではなく、犯罪性の決定後に死因の特定が行われているわけである。これは、法医学的に見ると完全に逆のプロセスであり、きわめて異常な状態だ。

そもそも医学的知識もなく、ＣＴや薬毒物検査の機会も与えられていない警察官が、いったいどうやって外見だけで人の「死因」を特定できるというのだろうか。法医学者である私たちだって、解剖してみなければ絶対に死因を特定することなどできないのに……。

実際に、こんな事件も起こっている。

私が千葉大学に赴任して数年後、保護責任者遺棄致死や非現住建造物等放火、詐欺未遂、恐喝などの罪に問われた飲食店従業員に、千葉地裁は有期の懲役刑を言い渡した。

　判決によると、被告は自分がかけていた火災保険金をだまし取る目的で、所有していた木造平屋建て住宅に放火して全焼させた。さらに一連の取調べの中で、その数カ月前、自宅で同居していた母親を千葉県の近隣の県において、保険金目当てに死なせたことを自供したのだ。

　この自供を受けて慌てたのは、母親の検視を行った当該の県警だった。

　実は、この母親を検案した医師は、警察から「事件性はない」と言われたので死因を心筋梗塞と診断したという。もちろん、CT撮影や解剖などは行われなかった。

　後日、私はこの母親の検視時の写真を目にする機会があったのだが、身体には殴られたり蹴られたりしたような多数のアザがあった。

　それを見ただけで、日頃からかなりの暴行が加えられていた可能性も推測され、死因の可能性の一つとして暴行による内臓破裂も疑われたが、結局、写真だけでは本当の死因がわかるはずもなく、私としてはそれ以上のコメントをすることはできなかった。

　結果的に判決では、

「娘が母親に水を飲ませなかったことで血液がどろどろになり、それが原因で心筋梗塞になった」

　などという、医学的にはありえない事実認定がされ、保険金殺人に比べてはるかに軽い保護責任者遺棄致死で有罪となったのだ。

理解に苦しむのは、なぜ、これほどのアザがありながら、警察は事件性を疑わなかったのか、ということだ。

にわかには信じられないような事案だが、おそらく娘である被告が、痴呆気味の母親が自分で転倒したとかなんとか話したのだろう。

警察は遺族（実は犯人）の嘘の供述を何の疑いもなく信用し、検案医は警察の誤った判断を鵜呑みにした。つまり、初動捜査の段階で本当の死因が見逃されてしまったのだ。

それにしても、本人が自供したとはいえ、司法解剖も行わず死因も特定されていないのによくも保護責任者遺棄致死で立件できたものだ。

それはそれで、冤罪を生む可能性もあるということに考えが及ばなかったのだとしたら、恐ろしい。

とにかく現在のシステムでは、犯人の嘘のつきかた次第で、自己転倒、自殺、病死などにされて終わってしまう可能性がきわめて高いということだ。初動捜査の段階で、せめてCT検査などを加えない限り、このような見逃しは後を絶たないだろう。

警察や検察、裁判官などは、長年のルーチンワークでそれが当たり前だと思い込み、何の疑問も感じてこなかったのかもしれないが、正確な死因究明なしに犯罪性の有無の判断は不可能だということにそろそろ気づくべきである。

そんな危機感を抱きつつ悶々としていた私は、逆風を予想しながらもある実験に踏み切った。

それこそが、中古CT搭載車購入を決断する大きなきっかけだった。

CT撮影実験の画期的な結果

2004年1月、千葉大学法医学教室は、清水の舞台から飛び降りる気持ちで220万円という大金を投じ、医療機器のレンタル会社から運転手つきのCT搭載車を5日間借りることになった。

警察から変死体発見の連絡を受けると、CT車に乗り込み現場へと急行。その場で頭や腹胸部、首などを撮影し、30～50枚の断層画像を元に死因を調べるという試みだった。

「外見からの検視だけでは、死因の取り違えや犯罪見逃しの危険性がある……」

その推論をなんとかして明らかにできないものかと取り組んだこの実験は、予想通りの結果をもたらした。

5日間で20体の変死体をCT撮影したところ、そのうち4体の死因が、警察官や検案医の検視結果と異なっていたのだ。つまり、「誤認検視」の割合は、2割にものぼっていたことになる。

この結果を見ると、「五官」に頼った外表観察がどれほどあいまいなものであるか、そして、CT検査や司法解剖が、正しい死因の究明にとっていかに重要であるかがよくわかる。

以下が、そのときの実験で明らかな「誤認検視」と判断された4例の内容である。

●誤認ケース1「頭部外傷」（×）→「肝損傷」（○）

外表上は、顔面と上肢に表皮剥脱《はくだつ》や皮下出血が多数あり、胸腹部には損傷はない。検視では頭部外傷で死亡した疑いがあるとされた。

ところが、CTを撮ったところ、外表に異状の多かった頭部に異状はなく、腹腔《ふくくう》内に出血を見い出した。結果的に、司法解剖で肝挫傷《かんざしょう》が確認できた。

●誤認ケース2「胸腔臓器の損傷」（×）→「硬膜下血腫」（○）

検視で心臓穿刺《せんし》と胸腔穿刺を行った際、胸腔から血液が採取され、胸腔臓器の損傷が検視で疑われたため、CTを撮ったところ、右胸腔内の出血と左肺の気胸が確認され、さらに頭蓋内に硬膜下血腫を認めた。

しかし、司法解剖を行った結果、胸腔内の血液（血胸）は、検視時の穿刺によって血管を損傷したことによる死後の損壊であることがわかった。結果的に死因は、硬膜下血腫であった。

●誤認ケース3「頭蓋内出血（病死）」（×）→「硬膜下血腫（外因死）」（○）

比較的毛髪の長い遺体。外表観察では頭部を含め、損傷を認めず、後頭下穿刺《こうとうかせんし》を行ったところ血性髄液が採取された。従来通りの検視・検案での診断は、頭蓋内出血（病死）であった。

CTを撮ったところ、硬膜下血腫（外因死）を認め、もう一度頭部外表を見直した結果、毛髪に埋まって、皮下出血と考えられる変色部を認めた。

●誤認ケース4「頭部外傷による死亡?」(×)→「脳内出血(病死)」(○)

外表検査では、右手背と後頭部に皮下出血、表皮剥脱があり、髄液は血性であった。従来の検視では、頭部外傷による死亡も疑われた。

CTを撮ったところ、脳内出血であることが示され、結果、病死であることがはっきりした。

その他、CT検査で診断の精度が上がった例として、このようなケースもあった。

①脳出血と診断されたものが脳幹部出血での即死と診断できた(より精度の高い診断が可能になった)
②心筋梗塞と診断されていたものが、解離性大動脈瘤破裂になった
③口から餅がでてきた例では、CTによって餅が気管に詰まっていることを確認できた
④薬物中毒が疑われた例では、CT検査によって錠剤らしきものが胃内に撮影された

熟練した監察医でも五官による検案だけでは正診率は5割と言われている。

私は、千葉県警の検視は日本全国でもトップレベルだと思っているが、この結果でわかったこ

とは、どんなに優秀でも、今の全国的な検視・検案方法では、少なくとも２割は構造的な間違いを犯すということだ。

そして、この実験結果をみて、あらためて解剖の必要性を感じ、次のような結論にたどり着いたのだった。

①ＣＴ検査は、従来の検視・検案の方法より精度の高い情報を提供する
②腹腔内出血・腸管破裂、硬膜下血腫などの例では、外表上異状がなくても、ＣＴによって犯罪の可能性（外因死の可能性）を見逃さずに司法解剖にまわせる可能性が増す
③検視した警察官や検案医のストレスを軽減する可能性がある
④ＣＴ検査を行うことで、従来の検視で行われる穿刺での死体損壊を経ずに解剖される

警察官と検案医の想定問答

千葉大学ＣＴ研究グループは、以上の実験結果を２００４年６月に札幌で行われた病理学会で発表した。

同時に、警察官と検視に立ち会った検案医との間の「想定問答」を再現。検視や検案時の検査の有無によって、現場ではこんなやりとりが行われるであろうというシミュレーションを公開した。

●ケース1　CTなどの検査が不可能な場合

警察官　変死体の検死お願いします。調べたところ家族にも問題ないようですし、現場的にも異常はありません。周囲の状況からは犯罪性はなさそうなので、あとはよろしくお願いします。

医師　わかりました。検案書を書けばいいんですね。

（医師は「死因不詳」とした検案書を作成し、警察官に渡した。すると、すぐに警察署から電話がかかってきた。）

警察官　あのー、先ほどいただいた検案書では死因がはっきりしないので、書類上困るんですが……。

医師　でも、検査なしじゃ、死因なんか医学的にわからないですよ。解剖などをすれば別ですが、せめて行政解剖かなにかできないんですか？

警察官　当県には予算がないもので。いつも他の先生にはこれで書いてもらってるんですよ。

医師　仕方がないですね。では、胸も痛がってたようだし、心筋梗塞にしておきます。

＊結局、「死因不詳」は却下され、警察の言うとおり「心筋梗塞」に書き直しさせられてしまった。

●ケース2　CT＋薬物検査が可能な場合

警察官　変死体の検死お願いします。調べたところ家族にも問題ないようですし、現場的にも異常はありません。周囲の状況からは犯罪性はなさそうです。ＣＴも撮っておいたので参考にしてください。薬物は、先生に心臓血を採取してもらえれば調べておきます。

医師　なるほど。確かにＣＴでも頭蓋内にも腹腔内にも出血がないですから、外傷で死んだ可能性はきわめて低いですね。冠状動脈に石灰化があるので心筋梗塞でしょう。そのように検案書に書いておきます。心臓血も採りますから、もしあとで何か薬物が検出されたら教えてください。

警察官　了解しました。

●ケース３　ＣＴ＋薬物検査が可能な場合

警察官　変死体の検死お願いします。調べたところ家族にも問題ないようですし、現場的にも異常はありません。周囲の状況からは犯罪性はなさそうです。ＣＴも撮っておいたので参考にしてください。薬物は、先生に心臓血を採取してもらえれば調べておきます。

医師　あれ？　ＣＴでは、腹腔内に出血みたいな影がありますね。高血圧による腹部大動脈破裂かもしれませんが、肝臓など内臓に損傷があって出血していたり、胃腸が破裂しているかもしれません。腹を蹴られても表面に異常がないことが多いので、こういう表面がきれいな死体でも、腹部外傷の可能性もありますね。解剖したらどうですか？

警察官　了解しました。もし腹部外傷ということであれば、犯罪の可能性もでてきますね。司法解剖するかどうか上と相談してみます。

つまり、CTを撮れば、外見だけで判断できない異状が発見でき、結果として「死因」をより精密に解明できるというわけだ。

これらは国民の立場からすれば、いずれも「歓迎すべき取り組み」であることは間違いないだろう。

CTが誤認検視を防ぐために有効な検査手法であることは、現場を知る警察官は、皆、十分認識していたようだ。それだからこそ、一連の実験には千葉県警は大変協力的だった。これは現場を知る警察官と法医学教室の共同成果にほかならず、現場の警察の方々には頭が下がる思いだ。

しかしながら、その後の噂では警察内は大変だったと聞く。この実験結果を最初に新聞で発表しようとした大手新聞社には、「記事を掲載するな」との暗黙の圧力があり記事がボツになったとか、結果が新聞で公表されてからは、現場を預かる警察官に、「今後は千葉大に協力しないように」との指示もあったとか、なかったとか。

誤認検視は、警察官個人のミスではなく、日本の制度全体が抱えるシステム上のエラーが原因で発生しているが、警察庁からすれば、誤認検視は「気合い」の足らない警察官の個人的ミスとしか認識していないらしく、真実が報道されてしまうと、県警が警察庁からかなり厳しく攻撃されてしまう。まずは、警察庁に対する県警のメンツ立てが何よりも優先されるというのがこの組織の大変なところだと思った。

しかし、それからわずか2年半。CT車が設置されたあとは、警察との連携でCT撮影が行えるようになった。何事もやってみなければわからない。行動なしでは、壁は打ち破れないものだということを実感した出来事だった。

千葉大学にCTを導入したことで、解剖自体もかなり系統だったやり方で進めることができるようになった。

たとえば、以前は難しいと思っていたクモ膜下出血の出血部位が、今では簡単にわかるようになったことなども、大きな効果と言えるだろう。

つい先日行ったCT撮影と解剖も、それなりに意味のあるものだった。

風呂場の浴槽で60代の女性が鼻から泡を吹いて死んでいたのだが、死体を見たところ、顔に床のタイルの跡がついていた。これはおかしいと、同居している息子が風呂場で殺害し浴槽に投げ込んだのではないかとの疑いがもたれた。

検案医による後頭下穿刺（後頭部下から髄液を採取する方法）では、血液を引くことはできたのだが、その判断にどうも自信がないということになり、さらに腰椎穿刺をしたところ、今度は血液が出ないということで脳内出血の可能性もあり、結果的に「よくわからない」ため、千葉大学に運ばれてきた。

まず、CTでクモ膜下出血があることは判明した。ただ、クモ膜下出血が外傷によるものか病気によるものかは、厳密には解剖を行って動脈瘤があるかを確認しなければわからない。

そこで色素入りの液体を買ってきて、脳の血管に注入しながら解剖したところ、結果的には動脈瘤を発見でき、この死因は「病死」であることがわかった。

風呂場の流しには吐物もあったので、おそらくクモ膜下出血で頭痛や嘔吐の症状が出て、風呂場に倒れていたのだろう。その後、自分で起き上がって風呂に入ったか、もしくは息子が風呂に入れている間に水を吸って死んだのだろうという結論になった。

この事例では、解剖前にCTでクモ膜下出血であることがわかったために、解剖前の血管検索の準備が可能となった事例といえる。

CTの威力を示す象徴的な例としては、こんな事件もあった。

千葉県南部の山中で、山菜採りに出かけた女性が死体で発見された。

所轄署の警察官は、頭の傷口の様子から「イノシシの牙に刺されて死亡した」と判断。そのまま事故死として処理しようとした。しかし、疑問を持った県警本部の検視官が「待った」をかけ、遺体は千葉大学へ運ばれることとなった。

早速、CT撮影を行ったところ、なんと、頭の中には無数の散弾が発見された。

実はこの女性、イノシシの牙に刺されたのではなく、散弾銃で打たれて死亡していたのだ。

その後、司法解剖も行い、３日後には犯人が逮捕された。猟をしているとき、女性を獲物と間違えて撃ってしまい、怖くなって逃げたというのが真相だった。

こうしたケースを目の当たりにしてつくづく感じることだが、現場の状況から殺人の線を出せないと「解剖にまわせない」というのは、本当におかしな話だと思う。

むしろ、早くにCT撮影するなり、解剖するなりして、その結果を見てから現場を検討すれば、逆に捜査の手間を省ける部分もあるだろうし、風呂場の事案のように不用意に遺族の犯行を疑う必要もなくなるのではないだろうか。

それにしてもイノシシのケースは、CT検査と司法解剖に回した検視官のお手柄といえるだろう。一方で、所轄署員の事なかれ体質には不安を感じさせられる事例でもあった。ところで、お手柄の検視官は誰に褒められるわけでもなかったようだが、その点はちょっと気の毒に感じた。

私がこうした発言をしているのは、決して警察を批判するためではない。警察が国民から信用され、真に安全で安心な生活の実現を祈るからこそ、あえて苦言を呈しているつもりだ。

実際に、東大の法医学教室で助手をしていた時代には、年に一度の検視官講習というのがあって、講習後の酒の席で彼らからいろいろな話を聞いたものだ。

そうしたつきあいを通して、現場の警察官や検視官の悩みも理解しているつもりだし、彼らの仕事をもっとやりがいのあるものにできたらと思ってきた。

ところが、残念ながら警察は階級社会なので、現場の切実な意見が上に届かない。届いたとしてもつぶされてしまうのだ。そうした構造が国民に不利益をもたらすことが明らかなら、私たち法医学者が実態を告発していくしかない。そう思うからこそ、嫌われるのを覚悟で発言していると思っていただきたい。

そもそも所轄署の警察官は、死因を判断するだけの法医学的知識を持ち合わせていない。死因究明に関する専門的な教育を受ける機会がないのだから、彼らが悪いのではない。むしろ、所轄署の警察官に変死体を取り扱わせるのは、気の毒ともいえる状況だ。だからこそCTをうまく活用してもらいたいと思うのである。

綱渡り状態でのCT運用から現在へ

さて、「清水の舞台から飛び降りる気持ち」で220万円もの大金を投じ、「運転手付きのCT搭載車を5日間レンタル」して現場へ急行するという試み（P60〜）から、早くも17年という歳月が流れた。

千葉大ではその後、ディーゼル車の排ガス規制で動かせなくなった中古のCT車を購入して解剖室の横に常置するなど、解剖前にCTを撮影するためにさまざまな工夫をこらし、努力を重ねてきたのだが、2021年春には、法医学教室がようやく新築の学舎に移動することとなり、それにともなって解剖室も新設された。

おかげさまで現在は、解剖室のすぐ横にCT室を配置し、搬入されてきた死体の動線を確保したうえで、解剖前のCT撮影がスムーズに実施できるようになった。

排ガス規制で廃車になった中古のCT車を屋外に設置していたあの頃を振り返れば、まさに隔世の感がある。

とはいえ、CTは設置して終わり、というわけではない。撮影を継続するにはかなりのコストがかかっているのも実情だ。

まず、CT本体の購入費として2500〜5000万円かかる。さらに「維持費」として年間に少なくとも500万円程度は必要だ。

一方、その経費に見合った費用が国（警察）からきちんと支払われているのかといえば、答えは「ノー」だ。

実は、司法解剖でのCT検査代は1体当たり約1万円となっているのだが、この程度の金額では全く足りず、維持費すら払えない。

そこで、千葉大の場合は「組織検査代等」の名目で得られる余剰分をCTの購入費や維持費に回してなんとかやりくりしているのが実情だ。

最近はCTを保有する法医学教室が増えてきており、その数は30以上に達していると聞いているが、逆に言えば、司法解剖にCTを導入していない地域がまだまだあるということになる。

本来なら、日本国内どこで変死体が見つかっても、同じレベルでの死因究明がなされるべきなのだが、悲しいかな、ばらつきがあることは否めない。国はこの現状をどう考えているのだろうか。

そういえば少し前に、包丁の折れた刃先が身体の中に残っているのをＣＴで発見したことがあった。おそらくあれは解剖だけでは見つけられなかったと思う。

また、結核や新型コロナウイルスなどの感染症で死亡している場合、事前にそうした情報がなくても、解剖前のＣＴで肺の画像を確認することである程度感染を疑うことができる。こうしたケースでは、外表からの検案や検視では本当の死因は絶対にわからない。解剖前のＣＴ検査を続けてきてはっきり言えることは、そのメリットが極めて大きいということだ。

とにかく、なにをするにもそうだが、新しい取り組みにチャレンジするときにはいろんな悩みがつきものだ。

しかし、法医学の世界が「江戸時代」から脱却するためには、この先もこつこつと結果を積み上げていくしかないのだろう。「七天王塚」の牛頭天皇が見守ってくれることを信じて……。

第3章
遺族の思い、法医学者の使命

「地下鉄サリン事件」遺族との対面

私たち法医学者は、通常、司法解剖の後に遺族と直接関わることはしない。

刑事訴訟法の規定を根拠に、警察・検察から「遺族に会うな」と禁止されていることもあるが、さまざまな事件の中には「遺族が犯人」というケースも潜んでおり、彼らの話を直接聞いたり、またこちらから解剖の結果を伝えたりすることは、捜査上、大きな支障となる恐れがあるからだ。

こうした暗黙のルールがある中、私は、自分がかつて司法解剖に立ち会った事件の遺族と初めて対話する機会をもった。

地下鉄サリン事件――。

国内だけでなく、世界中をも震撼させたあの無差別テロから、12年が経過したころのことだ。

当時まだ20代だった私は、まさにこの事件の発生直後、東大法医学教室で教授の補助をしながらサリン事件の司法解剖に立ち会っていたのだ。

すでに主犯の麻原彰晃（本名・松本智津夫）被告の死刑判決も確定し、刑事事件としてはひとつの区切りを迎えたかのようにも見えた。

しかし、理不尽な犯罪被害に遭いながら、12年経ってもなお「司法解剖」という手続きに傷ついている遺族がいることを知った私は、解剖や臓器保管は何のために必要なのか、そして今後、「死因究明」のためにどのような法整備が必要なのかを、私たちの仕事を理解していただいた上でともに考えていく必要があると感じていた。
以下は、対面のきっかけとなった、遺族の取り組みを伝える新聞記事である。

解剖後の臓器保存「説明を」　地下鉄サリン事件遺族　法相に要望書

司法解剖で摘出された後、各大学などで保存されている臓器の保存目的を犯罪被害者の遺族に説明するべきだとして、地下鉄サリン事件で夫を失った高橋シズヱさん(60)が31日、長勢法相あての要望書を東京地検に提出した。

司法解剖後の臓器は裁判の証拠としてだけでなく、後に毒物事件であることが判明した時などに備え、大学の法医学教室などで保存されていることがある。しかし、保存臓器の取り扱いに関する明確な規定はなく、遺族もその事実を知らされていないことが多い。

高橋さんは1997年10月、東京地裁で開かれたオウム真理教の松本智津夫死刑囚(52)の第54回公判で、夫の臓器の一部が東大法医学教室に保管されていることを知り、以後、東京地検に臓器の返還を求め続けた。昨年9月に松本死刑囚の死刑が確定した後、地検側も返還に応じる考えを示したものの、いまだに返ってきていない。

高橋さんは、「最愛の夫の体の一部が知らないところで保存されていることを知り、がく然とした」と公判当時を振り返り、「保存の事実や目的を遺族に知らせる仕組みを作るなど、死体を扱う制度全般を整備するべきだ」と訴えている。

（2007・6・1　読売新聞）

1995年3月20日、地下鉄サリン事件発生

『地下鉄の構内で急病人が多数出ている模様。爆発火災か？　異臭がするとの情報も……』

そんな第一報が報じられたのは、1995年3月20日午前8時半ごろのことだった。

しばらくするとテレビの画面には、霞ヶ関駅や築地駅の出口付近に多くの人があふれて騒然とした現場の状況が映し出され、すでに死者も出ているらしいという情報も流れ出した。

都内でこうした事件が発生したら、被害者の遺体は東大の法医学教室に運ばれ、間違いなく司法解剖を行うことになる。

万一、死者が増えるようなことになれば、その対応に追われることが予測できたため、私はすぐに大学へと向かった。

上空には報道のヘリコプターが何機も飛び交い、ものものしい雰囲気だった。大学に到着すると、すでに捜査関係者が慌しく出入りをはじめていた。

発生直後は、もちろん「サリン」という猛毒ガスが散布されていることなど、誰にもわからなかったはずだ。警察や消防は、無防備のまま地下に飛び込んで被害者の救出活動にあたり、東京

消防庁の化学災害対応部隊（化学機動中隊）は、原因物質の特定にあたった。

しかし、当時の消防庁のガス分析装置にはサリンのデータがインプットされておらず、溶剤として使用されていたアセトニトリルを検出したという結果しか得られなかった。

一方、警視庁の鑑識課も、液状サリンがまかれた地下鉄の車内に入って現場検証を開始。間もなく、科学捜査研究所へ持ち込まれた残留物の一部が、化学兵器にも使用されている有毒神経ガス「サリン」であることが判明した。

後で聞いた話だが、警察が使っていた質量分析器付きガスクロマトグラフィー（ＧＣ－ＭＳ）という分析機械に米国のデータベースがインプットされており、その中にサリンが入っていたらしい。前年に長野でサリン事件が起こったとき、すでにサリンを検出していたこともあって比較的早くその正体がつかめたようだ。

この情報を受けた各医療機関では、早速、有機リン系中毒の解毒剤である「プラリドキシムヨウ化メチル（ＰＡＭ）」を救急治療に使用することになった。この解毒剤は、主に農薬中毒用の薬として使われていたもので、一般にはそれほど大量にストックする類のものではなかった。そのため、都内での在庫はすぐに底をつき、急遽、全国各地の病院へ収集令が出される事態となったのだという。

しかし、全国各地からの応援もむなしく、乗客や営団地下鉄（現・東京メトロ）職員ら12名が死亡。５５００名を超える多数の人が、重度後遺障害を含む深刻な傷害を負ったのである。

緊張の解剖室

事件のあった翌日、東大の地下室にある解剖室は、今までに体験したことがないほど異様な緊張感に包まれていた。

解剖台は2台しかないのだが、すでに被害者の遺体は3体到着。この後も搬送されてくる予定だという。

準備を整え解剖室に入ると、そこには科学捜査研究所の所長以下約10名のほか、警視庁捜査一課の捜査官や検察官など、約30名がすし詰め状態で入室し、遺体の置かれた解剖台の周囲をぐるりと取り囲んでいた。

人が多すぎて、執刀する私たちが立つ位置を確保するのも難しいほどだった。

「猛毒ガスのサリンが地下鉄内にまかれたらしい」という情報は、この時点ですでに私たちの耳に入っていたが、本件で司法解剖を行うのはこれが初めてだ。

いったい被害者に何が起こったのか……。それは身体を開いて見なければまったくわからないが、万一、解剖中にサリンのような有毒化学物質が飛散すれば、私たちの命にも危険が及びかねない。

実際に事件発生現場では、被害者の救出にあたっていた消防隊員や救急隊員もサリンを吸い、二次的な負傷者は百数十名にのぼっていた。また、搬送先の病院では、負傷者に付着したサリンが気化し、医療関係者を襲う二次被曝も発生していたのだ。

そんな危険な状況の中、解剖室の中では外表検査が始まった。

被害者には縮瞳は見られず、瞳孔の筋肉は緩んでいる。亡くなってからかなりの時間が経過しているのだろう。

当時、東大の分析機械では、サリンを検出することができなかったため、まずは血液を普段より多めに採取し、すぐにその一部を科警研の担当者に手渡した。

身体の各部を確認し終え、いよいよ切開というとき、私は解剖台を照らすライトで目がちかちかし始め、メスを握る指先に痺れたような感覚があるのを感じた。そのうち、動悸が激しくなり、たとえようのない息苦しさに襲われた。

これまでに例を見ない大規模な無差別テロによって、突然命を奪われた被害者の遺体を目の前に、おそらく、極度の緊張で過喚起症候群に陥る寸前だったのだろう。

さすがに気管を切開するときには、解剖台の周囲にいた警察や検察の人たちが、自然にすーっと後ろへ遠のいていくのがわかった。

やはり皆、怖かったのだろう。

正直言ってあの日の解剖中は、

『自分たちもここでサリンを吸って死ぬんじゃないか……』

そんな思いが何度も頭をよぎっていた。

普段の解剖でも、常に「やっかいな伝染病をうつされたりしないだろうか」と心配はしているのだが、前代未聞の大惨事である。自分たちがこの仕事をしなければ、国民が困るのでやるしかない。

結局、解剖を途中で止めるわけにもいかず、いつものようにすべての臓器をひとつひとつ確認し、サリンとその分解産物を検出する検査のために保管した。

このときは、脳はホルマリンに、その他、肺や心臓などは冷凍保管したことを記憶している。この事件をきっかけに、司法解剖における血液検査ではサリンも必ず検出しようという動きが世界的に広まったことは確かだろう。

また、東大にはサリンを検出できるガスクロマトグラフィー（GC－MS）はなかったが、1000万円以上の費用を投入し、同機の購入にもつながった。

「きちんとした設備がないと、緻密な鑑定はできない」という、ある意味では当然のことなのだが、そうした意識の変化は、間違いなく地下鉄サリン事件が教訓になっているといえるだろう。

それだけに、事件の後しばらくして「遺族が、司法解剖中に待合室に放置されていた」という問題が浮上し、朝日新聞が東大の法医学教室を批判する内容の報道をしたときにはとても辛かった。

さらに、被害者や遺族の手記『それでも生きていく　地下鉄サリン事件被害者手記集』に、司法解剖についての強烈な不満が書き記されているのを目にしたときは、さすがにこの仕事にプライドも何も持てなくなったような気がして、落ち込んだものだ。

払拭できぬ司法解剖への不信感

しかし、遺族のひとりで、「地下鉄サリン事件被害者の会」代表世話人でもある高橋シズヱさんから当時の話を直接聞き、遺族がそうした怒りを抱かれるのもまさに無理のないことだと思った。

地下鉄サリン事件で、営団地下鉄職員だった夫の高橋一正さん（当時50）を失った高橋シズヱさんは、自身のブログ（２００７・６・26）に、司法解剖のときの心情をこう綴っている。

『犯罪被害者遺族にとって、司法解剖は辛いものだ。主人は病院で死亡が確認されてから、検視のために警察署に移された。その距離を私は歩いて行ったが、主人はどうやって運ばれたんだろう。ブルーシートに包まれて、投げ込まれたのだろうか。今になって思えば、そういう扱いをされていたとしても不思議ではない。

事件当日の午後、司法解剖のことを言われた。主人の弟が聞いたと思う。私が覚えていることは、翌日は法医学教室に10時までに行くこと、だった。』

高橋さんによれば、「東大の法医学教室に行くように」という指示は、警察から出されたという。

しかし、通常は警察が遺族を法医学教室に誘導することはありえず、当然私たちも、司法解剖が終了するまでの間、遺族がプレハブ小屋で待たされていたことなど、まったく知らなかったのだ。

混乱の中とはいえ、なぜこのようなことになっていたのだろうか……。

さらに高橋さんのブログはこう続く。

『解剖が終わっても、私は主人の遺体と一緒に帰宅することはできなかった。既に葬儀屋に引き渡されていたからだ。

地下鉄サリン事件では12人が亡くなっている。私が話を聞いた遺族の誰もが、司法解剖で傷ついていた。

裸のまま、切られた跡を粘着テープで止められた女性被害者。

白くバリバリに固まった髪の毛になっていた女性被害者。

額と頭部の境目にメスが入った跡が見えている男性被害者。

苦しそうな表情の男性被害者。

顔色が生前のその人とは思えないくらい変わってしまった男性被害者。

遺族が一生心に留めておきたい最期の姿、顔が、司法解剖によって更なる苦しみになる。もちろん、遺体に物理的変化が起きて、顔の色が変わったりするのだと思うけど、犯罪被害者の遺族には、その時にどんな説明をしたって無駄だ。それより、これだけ医学や美容整形やメイキャップ技術が進歩してきているのだから、たった2～3日の変化に対応できないはずはない。』

そして、司法解剖に対する遺族への配慮のなさについて、その内容が以下のように具体的に指摘されているのだ。

■解剖をする説明がなかったこと。いつ、どこで、誰が、どういう根拠に基づいて解剖するのか。もし説明があったとしても、遺族にはペーパーを渡すべきだろう。そういう手順はマニュアル化できるはずだ。

■解剖当日は、遺族がどこで待てばいいのか案内がない。最近の事件の遺族からも同じ話を聞いている。

■解剖医や、担当の警察官と挨拶することはない。

■何時間くらいかかるのか説明がない。終わるまで、終わってから、どのような手順があるのか、遺族は不安のまま待たされる。

■葬儀屋に運搬料を徴収されることも知らなかった。

■主人が身につけていたものはすべて押収品目録に記載されて、警察から目録を受けとったが、主人の身体の何を取りだして、どのように保管して、いつまで保管するのか、聞いていない。

変死体取り扱いの責任はどこに

たしかに日本の司法解剖においては、死体取り扱いの責任者が検視官なのか、所轄署員なのか、検事なのかが不明確で、無責任極まりない。その上、法医学者は遺族と会うことを禁止され、臓器保管に関しても、その理由をきちんと説明する機会がない。

こうした不備が、司法解剖への抵抗感を生んでいるのではないか……。

常日頃抱いていたそんな不安は、高橋さんが提出した要望書の中にみごとに記されていた。

高橋さんが東京地検に提出した『要望書』の末尾は、次のように締めくくられている。

『私は、地下鉄サリン事件で命を奪われた夫の無念さを強く心に刻み、夫がどのような理由で死ななければならなかったのか、とりわけその死に至る原因について、最大限刑事裁判に協力してきました。しかし、その刑事裁判において、奇しくも司法解剖によって夫の臓器の保管状況に法的不備があるのではないかという不信を抱くに至りました。そして、その不信は、事件から12年以上が経過した現在でも払拭できていません。

時に、2004年12月1日に制定された「犯罪被害者等基本法」において、その第三条基本理念に「すべての犯罪被害者等は、個人の尊厳が重んぜられ、その尊厳にふさわしい処遇を保障される権利を有する。」とあります。

しかしながら、司法解剖による犯罪被害者遺族に対する配慮のなさが、事件から12年以上も、私の被害回復を阻害している要因であることは間違いありません。

今後、司法解剖における犯罪被害者遺族への対応が改善される契機となるよう、犯罪被害者遺族としての私の要望に対する回答を希望します。』


司法解剖されても遺族にはなんの説明もないまま放置され、逆に、慎重な真相究明が必要なケースにもかかわらず、司法解剖もされずに死因をうやむやにされてしまっている多くの死者たち……。


こんなに非人道的な制度が長年放置されてきたことに対しては、呆れるとしか言いようがない。

私たち法医学者は、基本的には「死者の尊厳のため」「国民の権利を守るため」と思って仕事をしているつもりだ。

つまり、本来は善良な遺族の「権利維持」のための司法解剖でもあるのだが、結局、捜査側の説明不足で十分な理解が得られず、不幸な誤解を招いているのが現実のようだ。

善良な遺族が司法解剖で傷つくことは、決して私たちの本意ではない。

私は今回、高橋シズヱさんから直接話をうかがったことで、あらためて、事件直後の遺族に心から向き合う「検視の専門家」、もしくは「コーディネーター兼カウンセラー」のような人材の必要性を痛感した。そうした力なしでは、結局、私たちの仕事にもプライドは持てないだろう。

以下は、私と面談した日に高橋さんのブログに綴られていた文章だ。

『私にとっては司法解剖のこと、その後の臓器保存のことが、苦しみになっているとまでは感じていませんが、どうしても納得いきません。それもいろいろな情報を得ることによって、固まってしまった糸が少しずつほぐれていくような、今はそんな状態にあります。

今日は、主人が司法解剖されたとき、執刀の場にいた法医学者の先生にお会いし、その時のお話を、伺うことができました。お互いに、あの時はこうだったんです、という話をすればするほど、驚くことばかり。「解剖」という項目に遺族隔離の設定がしかれていたなんて、まったく知らずに待っていた私。警察から言われて接触できないことになっているのに何で遺族が待っているのか、といぶかった解剖医。

司法解剖に関して、ここまでが解剖医の仕事で、ここまでが警察の仕事で……。では遺族にはだれがどこまで責任を持ってくれるのか。結局、ひどい状況ですねと、それしかいう言葉がないのですが、それが今日の結論です。

これから、政治家、法医学者、弁護士、ジャーナリスト、そして遺族の立場から制度を見直し、あるいは新しく設定し、犯罪防止、事故防止をめざさなくてはいけないと、強く感じました』

12年という歳月が、遺族にとっていかなるものであったか……。

それを推し量ることはできないが、この文章は、長年私の奥にあった重いわだかまりを、少し解きほぐしてくれたような気がしている。

第4章

見逃される保険金・薬毒物殺人

初動捜査の甘さが露呈した事件

長崎県に住む男性（75）が、当時26歳の息子をバイクの転倒事故に見せかけて殺害し、1億数千万円の保険金を受け取っていた疑いで逮捕されたというニュースは、世間を震撼させるにあまりある衝撃だった。

長崎県警によると、父親と3人の知人らは、2003年7月、人通りの少ない山林の道路側溝に息子を押し倒し、水死させた疑いがあるという。

バイク事故死「殺人」　父親と知人逮捕　保険金1億円超　容疑で長崎県警

長崎県警捜査一課と大村署は25日、息子をバイクの転倒事故と装って殺害したとして、殺人容疑で、父親で無職、佐々木繁一（75）と、知人の青果行商O（73）、その内縁関係の学生寮手伝いU（62）の3容疑者を逮捕、自宅などを捜索した。佐々木容疑者は息子に掛けた約1億数千万円の保険金を受け取っており、保険金目当ての殺人事件とみて解明を進める。

調べでは、佐々木容疑者は、O、U両容疑者に、三男で無職の佐々木政治さん＝当時（25）＝の殺害を依頼。O容疑者らは2003年7月1日午後10時すぎ、大村市内の山林の道路側溝に、政治さんを押し倒し、水死させた疑い。政治さんの保険金約

1億数千万円は佐々木容疑者が受け取り、一部をO、U両容疑者に渡したという。
県警によると、当時、佐々木容疑者は親類らと、政治さんを捜しながら偶然発見したように装っていたという。政治さんは病院に運ばれたが、約2時間後に死亡。市道脇に政治さんのミニバイクが倒れていたことなどから「事故死」と処理された。（以下省略）

（2007・7・26　西日本新聞）

父親は自ら、「1000万円を渡すから、トラックでひき殺してくれ」と別の知人に頼んでおり、複数の証言が警察に寄せられていたそうだ。また、地元住民からも「本当に事故なのか」と県警の対応に疑問の声が出ていたらしい。

その結果、事故から4年もたって、「交通事故死」が一転、凶悪な「保険金殺人事件」に発展したのだ。

このニュースを目にした多くの人たちは、『父親が息子を保険金目当てで殺害』という考えられないような犯行に、驚きや怒りを感じたことだろう。もちろん、親の子殺しは大変ショッキングな出来事だ。

しかしこの事件の背景には、それ以前に見逃してはいけない大きな問題がある。それは当初、捜査にあたった警察が、被害者の遺体を司法解剖にまわすことなく「単独交通事故」と判断して

いたことだ。この父親は事件直後、現場に駆けつけた県警の捜査員らに対し、

「事故なんで解剖しないでください」

などと懇願していたという。

被害者はとりあえず病院へ運ばれているため、異状死届け出はされていたはずだが、所轄署は安易に「交通事故」と判断したため、本件は捜査レベルを下げて扱われ、おそらく殺人などを担当する捜査一課はタッチしなかったのだろう。交通事故捜査は詰めが甘い……。

この事件は、結果的にそのへんをうまくつかれた格好だが、「解剖しないでほしい」という父親の「懇願」にほだされたとするなら、日本の警察はあまりにお粗末だ。

そもそも死因は「水死」となっているようだが、警察や検案医は、いったい何を根拠に「水死」と断定できたのだろうか。

県警は、「非常に計画的な事件で、実況見分や検視では見抜けなかった。全力で真相解明に取り組み、後に検証したい」とコメントしていたとのこと。おそらく、外見的には致命傷になるような大きな外傷はなかったものと思われるが、殺人事件は計画的で見抜くのが難しいからこそ、司法解剖が必要なのではないか。

私たち法医学者から言わせれば、目立った傷のない単独事故死の場合、頚椎骨折で死亡したのか、溺死したのかは、解剖やCT検査をしなければ絶対にわからない。結局、犯罪だけを見つけ出して解剖しようとすれば「犯罪を見逃す」というパラドックスを生むわけだが、この事件はま

さにその好例である。

「完全犯罪」手伝う？　検視体制

現実に、全国各地で多額な保険金を狙った殺人事件が相次いでいる。

Ｐ93の表を見てもわかるとおり、その手口はさまざまだが、保険金殺人は家庭内で起こることが多く、遺体に目立った傷がない場合は簡単に「病死」として処理されてしまいがちだ。結果的に、警察のずさんな検視が「完全犯罪」の手伝いをしているケースが相当数隠れているような気がしてならない。

２００６年末にも、信じられないような保険金殺人事件が発覚し、マスコミで大きく取り上げられた。死刑判決を受けて最高裁に上告中の元暴力団幹部が、『他にも3件の殺人事件に関与した』とする上申書を茨城県警に提出したという事件だ。

この暴力団幹部は、茨城県でカーテン店を経営する男性（当時67）にアルコール濃度の高いウォッカを無理やり飲ませて殺害。男性は茨城県内の林道に止まっていた車の脇で死亡しているところを発見されたのだが、警察はなんの疑念も抱かずに「病死」と判断。司法解剖も行政解剖も行われなかった。

男性の死、妻と長女ら親族が殺害依頼認める——茨城

死刑判決を受け上告中の元暴力団幹部後藤良次被告（48）が3件の殺人事件に関与したとする上申書を茨城県警に提出した問題で、カーテン店経営者の殺害への関与を指摘されていた経営者の家族が県警の調べに対し、殺害の依頼を認める供述を始めたことが30日、わかった。県警は殺人容疑での立件を視野に慎重に捜査を進める。

県警などの調べでは、後藤被告と元会社社長（57）＝強要容疑で逮捕＝らは00年8月上旬、保険金目当てに、同県稲敷郡内のカーテン店経営の男性（当時67）にアルコール度数の高いウォッカを無理やり飲ませて殺害した疑いが持たれている。男性は同月、同県城里町の林道で、車の脇で死亡しているところを発見された。県警は「病死の疑い」と判断し、司法解剖も行政解剖も行われなかった。

県警は今年11月25日、この男性の妻（74）、長女（50）、娘婿（51）と親族2人を男性の生命保険金を隠匿するための口座開設をめぐる詐欺容疑で逮捕。男性の家族は殺害依頼をしたことをほのめかす供述をしているといい、上申書で「殺害を実行した」とされている元暴力団組員らも、県警の調べに殺害を認めているという。

カーテン店経営の男性には00年当時、6000万円を超える借金があり、約1億円の生命保険がかけられていた。保険金受け取り後も借金はほとんど返済されておらず、このうちの数千万円が元社長らに渡ったとみて、県警が調べている。

検視で事件性なしと判断され、遺体の火葬後に他殺と判明した事件

死亡時期	他殺の疑いが浮上した時期	場所（府県）	事件の概要	検視結果	殺害方法
1987年8月	2002年7月	佐賀	路上で建設作業員の遺体が見つかり、15年後に保険金目的の殺人だったことが判明。時効直前に無職の女らを逮捕	急性心不全	粘着テープで窒息
92年9月	99年8月	佐賀	男性の水死体発見。妻の看護助手が6年後、二男を海に投げ落として殺害。夫の殺害も自供	水死	水死
94年10月	04年9月	福岡	元スナック経営の女が夫の胸を包丁で刺殺	自殺	刺殺
2000年11月			元スナック経営の女が夫を浴槽に沈め水死させる	水死	水死
98年1月	01年8月	福岡	女性看護師らが、うち1人の夫に空気を注射して殺害。99年3月には、別の看護師の夫を、鼻からウィスキーを流し込んで殺害。2000年5月にも、さらに別の女性の母親にインスリンを注射して殺害しようとした	心筋梗塞	空気を静脈注射
98年8月	98年9月	長野	青酸入りウーロン茶で男性が中毒死。後日、別の男性が被害に遭い、事件性が判明	急性心臓死	青酸中毒
99年4月	99年8月	神奈川	浴槽で水死したとされていた一人暮らしの男性について、同じマンションに住む男が殺害を自供	水死	絞殺
2000年8月	2000年11月	大阪	自宅で孤独死したとされていた金融業の男性の預金口座から現金が引き出され、強盗殺人事件と判明	心筋梗塞	絞殺
2000年8月	05年10月	茨城	別事件で死刑判決を受けた元暴力団幹部が、上申書で殺人・死体遺棄を告白した3人のうちの1人。継続的に酒を飲ませ続け、最後はウオッカを飲ませて殺害	病死	肝硬変なのにウォッカを飲ませる
01年3月	05年5月	宮崎	海で男性の水死体発見。4年後、保険金殺人と判明	水死	口を塞ぎ窒息
02年2月	02年4月	石川	民家で男性の遺体発見。元スナック経営の女らが殺害	心筋梗塞	糖尿病なのにインスリン投与せず
04年1月	04年1月	埼玉	自宅で死亡し、病死とされていた男性について、葬儀後に二男が殺害を自供	心臓病	絞殺
07年1月	07年3月	広島	鉄工所経営者が頭から血を流して倒れているのが見つかり、事故死と判断。元従業員が殺害を自供	転倒死	鈍器で撲殺

『読売新聞』2007年5月21日付

上申書で、男性殺害に関与したと指摘された同県日立市の元社長は今月9日、同市内の飲食店で店員を脅したとして強要容疑で逮捕され、水戸地検は30日、同罪で起訴した。

（2006・12・31　朝日新聞）

この死刑囚、過去に起こした2件の殺人事件で、すでに死刑判決を受けている。

1件目は2000年7月、暴力団関係者を縛って橋の上から川に投げ落として殺した事件。

2件目は2000年8月20日～21日に宇都宮で男女4人を監禁し、大量の覚醒剤を注射した後に放火、一人の女性を死亡させたという事件。

今回新たに自供した茨城の事件は、同じく2000年の8月15日に男性の死体が発見されたのだが、この時点で警察が死因についてもっと緻密に捜査し、犯人逮捕に至っていれば、5日後（8月20日）の放火殺人事件は間違いなく防げたはずなのだ。

まさに、死因究明をいい加減にしたばかりに多くの被害者を出してしまうという最悪のケースといえるだろう。

さらにこのケースは、日本にも「プロの殺人請負者集団」が存在していることを白日の下に晒した。実はこの事件、亡くなった男性の妻や子が、死亡保険金を目当てに複数の暴力団員に殺害を依頼していたという。しかも、殺害に使ったのはどこにでもあるウォッカだった。

捜査するほうもそれなりの姿勢で臨まなければ、まさに彼らの思い通り「殺人フリーパス」の国になってしまう危険性があるだろう。

それにしても警察や検察は、いったい何回同じような見逃しを繰り返せば気がすむのだろう。この事件は「死刑囚の自供」という、ある意味やけくそ的な行動によって新事実が発覚したわけだが、茨城県警が「急性アルコール中毒」かもしれない死体を、さっさと「病死」で片付けたことは、医学的側面から見れば救いようもない重大な見逃しだ。相手は殺人のプロ。アルコールだって、十分に人を殺すだけの凶器になりうるのに、おそらく血液もなにも保管していなかったのではないだろうか。

いずれにせよ、こうしたとんでもない犯罪者を野放しにした警察や国の責任は重大だ。偉そうな言い方だが、日本の国民は「死後」の現状の恐ろしさをもっと認識しなくてはいけない。

犯罪が見逃される理由

通常、人の死体が病院以外の場所で発見された場合、まずは「死体取扱い規則」に従って、死体が取り扱われる。その第４条には、

『警察署長は、死体が犯罪に起因するものでないことが明らかである場合においては、その死体

を見分するとともに死因、身元その他の調査を行い、死体見分調書（別記様式第一号）を作成し、又は所属警察官にこれを行わせなければならない』

と明記されているのだが、この、

『死体が犯罪に起因するものでないことが明らかである場合』

という一文が、曲者《くせもの》だ。

それなりにもっともらしい言葉の羅列ではあるのだが、『死体が犯罪に起因するものでない』ことを、警察はいったいどうやって判断するというのだろう。その解釈があまりにいい加減なまま運用されていることこそが、大きな問題なのだ。

法の精神からみた場合、『死体が犯罪に起因するものでないことが明らかである場合』とは、たとえば毎週のように医師の往診を受けていた病気の老人が、自宅で、明らかにその病気が原因で亡くなったと医師が判断したような場合に限定されるべきだろう。

ところが、実際の運用にあたってはかなり拡大解釈され、争ったような形跡や目撃者がいなければ、警察官は「犯罪性がない」と判断してしまう。そして、死体のほとんどすべてが解剖にまわされることなく、単に「死体見分調書」の作成のみで済まされているのが現状だ。

見逃されるのは「犯罪性」だけではない。「事故」か「病死」か、それとも「自殺」なのかといった判断も、解剖などの検査を怠ると、その判断に大きな過ちを犯す可能性があるのだ。

たとえば、重度の肝硬変の既往がある一人暮らしの中年女性が、自宅で転倒し、後頭部をぶつけて硬膜下血腫で死亡したとしよう。

重症の肝臓病を持っている患者の場合は、肝臓の中で作り出される血液凝固因子が不十分になるので、出血しやすい体質となり、頭を一度ぶつけただけでも簡単に頭蓋内の硬膜下に出血が起こってしまう。その場合、頭皮の表面に皮下出血（いわゆる青たん）を残さなかったり、仮に青たんがあったとしても、それを死斑と間違えられてしまったりすることは十分にありうる。つまり、実際の死因は「転倒事故」による硬膜下血腫なのに、肝硬変の悪化を理由にした「病死」と診断されてしまう危険性があるのだ。

転倒事故で死亡した場合は、保険でいう「災害・事故」に相当するため、傷害保険金の支払い対象となる。また生命保険でも、災害による死亡は死亡保険金が倍額になる契約も多いと聞く。つまり、この女性の場合、死体検案書に肝硬変の悪化による「病死」と書かれてしまうと、保険の受給額に大きな差が出てくるといった問題が発生するのだ。

別のケースを想定してみよう。

ある健康な若者が、いたずらで毒物を入れられた缶ジュースを飲んで死亡した場合はどうだろうか。さすがに、既往歴のない若者が死んだ場合、少しは「死因」を疑ってもらえるだろう。このような場合は、「死体取扱い規則」と同時に「検視規則」が適用されるかもしれない。

検視規則では、変死の疑いのある死体に関して、検事の代行行為として警察官が検視を行う代行検視にあたっての細目が規定されている。

検視規則では、検視に医師の立会いを求めることが義務づけられており、さらに、死因や毒物の種類を綿密に調査することになっている。つまり、この検視規則の文言自体は世界に誇れる内容で、たとえ今日、大規模なバイオテロが起こっても規則どおりに運用されてさえいれば、警察や検察がそれを見逃すことは絶対にありえない。

ところが、現実はどうだろう。

死因を綿密に調査する場合、立会い医師の死因診断能力が問題となってくるのだが、医師は検査手段をなんら与えられず、外表観察だけで死因を判断することを暗に強要されている。

医師とはいえ、外表だけで死体の中まで透視できるはずはなく、ましてや薬毒物の種類までわかるはずもない。

結局、この若者は医師による検案は受けるものの、外表検査で外傷がなく、状況にも争った形跡がないということで、ジュースに混入されていた毒物を発見してもらうことはできず、死因は「心筋梗塞」や「不整脈（心臓麻痺）」、つまり病気による突然死とされてしまう可能性がきわめて高いということになる。

解剖前に損壊される死体

警察官による検視と医師による検案は並行して実施されるが、実は検査費はまったく予算化されていない。そのため、法医学の観点からみると、初動の段階で極めて不十分な検査が行われているると言わざるを得ないのが実情だ。

たとえば、警察が変死体に対して行っている「簡易薬毒物検査」というのは、どちらかと言えば救急で使用されるもので、本書でも出てくるトリカブトや青酸化合物など、殺人で使われる薬物はほとんど対象にされていない。

よく行われる検査としては、ごく簡単な「穿刺《せんし》」による検査がある。

穿刺検査とは、髄液を採取するための後頭下穿刺、腰椎穿刺といった検査と、胸腔や腹腔液の性状を調べる胸腔、腹腔穿刺がある。

髄液検査においては、髄液に血液が含まれていないか、髄液が炎症で濁っていないかを調べるのだが、実はその解釈はきわめていいかげんであるとしかいいようがない。

仮に、穿刺検査で髄液に血液が含まれていることがわかった場合、それをもって死因をどのように判定するのだろうか。常識的に考えれば、髄液に血液が含まれていた場合、脳内出血、クモ膜下出血、硬膜下血腫などが想定される。

脳内出血は病死であることが多いが、硬膜下血腫ではほとんどが外傷性であり、クモ膜下出血の場合は、外傷性のものと病気に起因するものが混在している。要するに、穿刺による髄液採取では、病死か外傷による死かを判定できないのだ。

それでも、検視や検案時の穿刺検査だけで、どのように「死因」を判断しているかというと、実務上は頭皮をよく観察して、皮膚に擦り傷や皮下出血がなければ病死としてよいという判断がなされているようだ。しかし、これも医学的には大きな間違いである。

外傷に由来する硬膜下血腫で頭皮に異状を認めないことは、臨床医がよく経験することだし、頭皮をしっかり観察するといっても、髪が長い場合は頭皮がよく見えない。かといって、検視の段階で毛髪を刈ることは死体損壊になるのでそれもできないのだ。

となれば、皮下出血による紫色変色があったとしても、死斑と間違って認識されてしまう危険性は大いにあり、頭皮の変色だけで損傷の有無を判断すること自体、医学的にはやってはならないことだといえる。本来、髄液検査における穿刺検査は、CT検査にとって代わられるべきなのである。

一方、胸腔穿刺や腹腔穿刺では、胸腔内に出血があるか、炎症があるか、その他の液の貯留はないかなどを確認している。

しかし、この検査の最大の問題点は、死体を破壊していることである。

胸腔・腹腔穿刺では、往々にして心臓や動静脈、肺、肝臓などを損傷し、胸腹腔内を血だらけにしてしまい、その後せっかく司法解剖にまわってきたとしても、酷い場合、出血量すらわからなくなっていることもある。

解剖の前に解剖所見を破壊されてしまっては、司法解剖をする意味はない。胸腔穿刺や腹腔穿刺といった検査も、CTなどの非破壊検査に変えていくべきだろう。

ずさんな薬毒物検査

夫や内縁関係にあった男性計４人に青酸化合物を飲ませ、うち３人を殺害したとして「殺人」と「強盗殺人未遂」の罪に問われた筧千佐子被告（74）の死刑が、２０２１年７月に確定した。

判決によると、２０１２年３月から２０１３年12月にかけて、遺産取得の目的で京都府在住の当時の夫（当時75）や内縁関係だった大阪府在住の男性（同71）、兵庫県在住の男性（同75）に青酸入りのカプセルを飲ませて殺害したということだ。

また、２００７年12月には、神戸市の知人男性を殺害しようとした。この男性は一命を取り留めたが、２年後、79歳で死亡したという。

この事件の詳細は、すでに多くのメディアで報じられてきたので省略するが、この裁判で『被害者』とされた４人のほかにも、実際には筧被告の身近にいた別の４人の男性が不審な死を遂げていることが明らかになっている。つまり、被害者は少なくとも８人にのぼるということだ。

それにしても、なぜ、ここまで被害が広がってしまったのだろうか。

もちろん、人を殺めた犯人に責任があるのは言うまでもないが、少し視点を変えてみると、警察が１人目で本当の死因をつきとめ、しっかり捜査をして犯人を逮捕していれば、第２、第３の被害者は絶対に生まれなかったはずだ。

ちなみに、この８人のうち司法解剖されたのは２名だけだった。

大半の死体は「事件性なし」で処理

現在の日本では、死体の外表や現場に特に不審なところが見つからなければ『事件性なし』と判断され、司法解剖には回されない。そのため、死体検案を行う警察医も、法医学的な検査ができないまま、『病死』や『自殺』という死因を想定して死体検案書を作成せざるを得ないのが現状だ。

これまで何度も訴えてきた通り、死体を外表から見ただけでは死因を正確に診断することはできない。特に、今回の事件のように、犯行に薬毒物が使われている場合、血液や尿の検査は不可欠だ。

しかし、たとえ血液や尿が採取されても、日本の警察が主に行っている薬毒物検査では極めて不十分だ。P99でも触れたとおり、現在行われているのはたいていの場合簡易薬毒物検査だけで終わるのだが、これではわずか8種類の薬物しか検査できない。しかも死体用のキットではないので、正確な判定ができているのかどうかも定かではない。

本事件で筧千佐子被告が使った青酸化合物、そのほか、ヒ素、農薬なども、特殊な検査をしなければ検出できないし、鎮痛剤や睡眠薬などの常用薬物による殺人は、過量の薬物が検出されて初めて犯罪が認知できるので、定量検査、つまり血液中の薬物の量を検査しなければ意味がないのだ。

とはいえ、たとえ司法解剖を行ったとしても、今の法医学教室には薬物スクリーニングのための十分な設備と人員が確保されていないため、ほとんどの薬毒物が検出できない。

現状では、せいぜいアルコールや覚醒剤が検出できる程度で、あとは、血液を保管しておき、必要があれば後日調べ直すという流れだ。


諸外国の場合、解剖率が高いだけでなく、遺体から採取した血液や尿は冷凍庫で長期保管しており、後になって連続殺人が疑われるような場合でも再検査が可能だ。

しかし、日本ではそれらを保管する場所も費用もなければ、それを規定する法律もない。

検査機器の開発に関しては、ノーベル賞受賞者まで輩出しているというのに、死体に関しては検査拠点もないお粗末ぶりである。トリカブト事件、青酸カリ事件、ヒ素事件、医薬品（アセトアミノフェン）を用いた殺人事件の見逃しなど、過去の苦い経験はまったく生かされていないといえるだろう。結局、日本の検視・検案の方法は、江戸時代に中国の真似をした法医学を取り入れたとき以来、何ら変わっていない。

警察は初動捜査の段階で、自分たちの「五官」で判断した死因診断が絶対に正しいと勘違いし、死体の内部に潜んでいる証拠を検証しようとはしない。つまり、死体の内部にある証拠（解剖や薬毒物検査などによって得られる証拠）の重要性を認識していないのだ。

つまり、現場に臨場した警察官が、遺体の外表と現場の状況から「事件性なし」と判断し、法医解剖にも回さず遺体が火葬されてしまうと、あとで調べようにも取り返しのつかない不審死見逃しが起こってしまうのだ。

実は、こうした見逃しは過去に何度も繰り返され、問題になってきた。日本の警察が検視で行っている簡易な薬物検査キットでは極めて不十分なのだ。現場にいる我々から見れば、決してうまくいっているとは言えないのが現状だ。

以下、すこし複雑な法律の話になるが、その理由について述べてみたいと思う。

「調査法解剖」とはなんなのか?

そこでまずは、「死因身元調査法」という新しい法律、そして「調査法解剖」がなぜできたのかについて振り返ってみたい。

調査法解剖=新法解剖の『新法』とは、2013年4月、犯罪死の見落としを防ぐ目的で施行された「死因身元調査法」のことだ。

大相撲時津風部屋の新弟子リンチ死事件や、死因の一酸化炭素中毒が見逃され被害が拡大したパロマ湯沸かし器事件など、死因を見誤る事例が次々に表面化した。

2007年頃、こうした報道が次々と明るみに出る中で、法医学者らの間でも「日本の死因究明制度を抜本的に改めるべきだ」との機運が高まっていく。

　そしてついに国会が動き、２０１２年6月、超党派の議員立法として「死因究明等推進法」と、「死因身元調査法」の2法案が成立したのだ。

　これによって、事件性の有無がはっきりしない場合でも、警察の判断があれば、遺族の承諾や裁判所の令状なしに簡易な手続きで、司法解剖とほぼ同じ解剖ができることになった。

　ところがこの『調査法解剖』、議員立法で「公衆衛生向上を目的とした解剖」とされたにもかかわらず、警察庁の所管する法律であることから、警察庁の解釈に任され、結果的には「犯罪の有無を確認するための解剖」とされてしまった。

　条文には、「法医学者の意見を聞いて解剖できる」と書かれているのだが、警察庁の解釈によって、電話をかけて許可を得ることが法医学者からの意見聴取とされ、法医学者が解剖すべきと判断する事例が解剖されない、というケースが増えたのだ。

　たとえば、警察庁内での縦割りによって、交通事故で死亡したケースは、交通課の取扱い事例となるため、調査法解剖の対象外だ。筧千佐子の事件では被害者が交通事故を装って殺害されているが、結局、こうしたケースは見逃されることになってしまうのだ。

立ち消えになった「法医学研究所」構想

実はこの議論が国会で進んでいるとき、「国の機関としての〝法医学研究所〟を各都道府県に新設すべきだ」という意見が出されていた。

今の日本では、司法解剖や承諾解剖は執刀医〝個人〟に嘱託している。しかし、その制度を抜本的に見直し、「法医学研究所」という〝機関〟への嘱託として解剖を行うべき、というのがその考え方だ。

また、「法医学研究所」が作られれば、その機関として法医学を志す人員を募り、育てていくことができる。

しかし、結果的に警察庁などの合意が得られず、残念ながらその案はお流れとなってしまった。法医学研究所のような機関の設置のためには、解剖を実施する医師、解剖補助と検査を行う臨床検査技師、薬物分析を行なう法中毒学者の人材確保と機材の整備が絶対的に必要なのに、これらは自治体におかれる協議会で検討されることとされたのだ。しかし、その自治体に全くやる気がないのだからどうしようもない。

今、最も深刻な法医学者不足の解消が求められているにもかかわらず、役人が縦割りの中で責任をなすりつけあって、どの省庁も真剣に対応していないのだ。

法医学の現場の意見を拾い上げ、その意見を素直に実行すべきなのだが、法医学に関して知識を持たない役人が、我々の意見を無視して勝手に方針決定をしている。政治家からの指導不足もその原因として挙げられるだろう。

死因究明の地域格差をなくすために

なんだか愚痴っぽくなってしまったが、とにかく現時点で日本が国として取り組まなければならないのは、解剖や薬物検査などの諸検査を実施できる本格的な設備を作ること、そして現在全国に１５０人あまりしかいない法医学の専門家を増やしていくことではないだろうか。

警察は今後、一般の病院での法医解剖を増やすことを考えているのかもしれないが、法医認定医の資格を持たない臨床の医師までもが法医解剖を行うようになると、解剖レベルに差が出る可能性がある。このような状況は、結果的に日本に住む私たち国民に跳ね返ってくる。

「法医解剖に関しては大学や監察医の機関」「病理解剖に関しては病院」と、両者のすみ分けを維持しながら、国は「法医学研究所」の設置を見据えた制度作りを検討しなおすべきではないだろうか。死因究明を、安易に病院に頼ってはいけない。

諸外国の死因究明の現場を視察すると、多くの国では、法医学者だけでなく、歯や骨の専門家、薬毒物の研究者らがチームを組んで死因究明にあたり、人員の数も豊富で、検査機器も充実して、各専門家の教育も行われていた。

諸外国が当たり前に行っている制度をなぜ日本に導入することができないのか。

国としてこうした制度を確立させていれば、そもそも、今の日本のような地域格差は起こり得ず、連続不審死事件や感染症による死なども、もっと早くくい止めることができるはずだ。

徳治政治が成り立っていた頃には、犯人の供述もある程度信用でき、死体の見た目だけでの死因診断でもよかったのだろう。しかし今の時代、そんなやり方は通用しなくなっている。早いところ、前近代的なやり方から脱却すべきだ。

特に保険金詐欺の犯人は、警察や保険会社に犯行が見破られないよう必死で工作しているものだ。たとえ初動段階で犯罪性が見抜けなくても、死因の特定が困難な場合は必ず司法解剖を実施しておかなければ、こうした見逃し事件は後を絶たないだろう。

このままの状況が続けば、外表に異常がない内臓損傷例（硬膜下血腫、腹腔臓器破裂）や薬毒物での死亡は明らかにされず、それに便乗した犯罪は見逃される一方だ。

日本の警察は何度同じ失敗を重ねれば、今の死因究明システムの異常さに気づくのだろうか。

第5章
もの言えぬ乳幼児の死因解明と「法歯学」

子供の「虐待死」を見逃すな

「内臓破裂なんてのはねー、身体を見ればわかるんですよ。児童相談所はちゃんと子供の身体を見ないからこんな見落としをしたんですね」

大学に出勤する前、テレビから偶然聞こえてきた某司会者の発言に、私は一瞬耳を疑った。それは千葉大学で解剖を行った、幼児虐待死亡事件のニュースを伝える朝の情報番組のひとコマだった。

普段は「柔和」でとおっているらしい私だが、さすがにこの日は無性に腹が立った。いったい何を根拠に、公共の電波を使ってこんないい加減なコメントができるのか……。

実は、幼児が家庭内で暴行され死亡したこの事件、前日のニュースによって、次のように報じられていた。

三回面談、虐待見逃す＝死亡女児への暴行で児童相談所——千葉

今年1月に内臓破裂で死亡した2歳の長女に暴行を加えていたとして母親の千葉県松戸市東平賀、無職大竹香奈容疑者（24）らが千葉県警に傷害容疑で逮捕された事件で、県柏児童相談所が昨年12月から3回面談したのに虐待の事実を見逃していたことが18日、分かった。

記者会見した同相談所の石井宏明所長によると、死亡した美咲ちゃんは12月11日、大竹容疑者とともに逮捕された同居人の無職吉野陽士容疑者（24）の当時の勤務先に隣接する都内の駐車場に一人でいるところを警察に保護された。

通報を受けた相談所が両容疑者を呼び、事情を聴いたのに対し、吉野容疑者は「車の中で寝てしまったので毛布をかぶせておいた。仕事の合間に様子を見ていた」と釈明。美咲ちゃんが２人にまとわりつく様子も見られ、相談所側は「不自然な感じはないが、育児に不安がある」と判断した。

この後、同14日と1月16日に児童相談員２人が家庭を訪問。美咲ちゃんの右目脇にあざなどがあったが、母親は虐待を否定したため、継続して様子を見ていたという。

（２００７・３・18　時事通信）

たしかに、この報道を見れば、

『児童相談所が虐待の事実をもっと早く把握していれば、子供の命は助かったかもしれないのに……』

と思う人も多いかもしれない。

しかし、「内臓破裂は、身体を見ればわかる」というあのコメントは、完全に間違いだ。

内臓の損傷というのは、私たち法医学者でも身体の表面だけで診断することはできない。

腹部を殴られたり蹴られたりした場合は、たとえ内臓に損傷があっても、外表に青あざなどがまったく残らないことが多く、特に子供の場合は皮膚が柔らかいため、大人以上にそうした痕跡が残りにくい。

つまり、子供が家庭内で殴る蹴るの虐待を受けていたとしても、児童相談所の職員が身体の表面だけを見てそうした事実の有無を判断するなんてことは、そもそも不可能なのである。

被害者が子供の場合、見た目の傷の多い少ないは当てにならないと思っていい。

仮に、この幼児が児童相談所へ一度も通報のないまま死に至っていたらどうだっただろう。

加害行為を加えた犯人が身内である場合、大抵は「階段から落ちた」とか「転ぶ癖があった」、また「自分で腕をよく噛んでいた」などといった言い逃れをし、警察には本当のことを話さないものだ。

また、過去に児童相談所に通報されたことがないとなれば、警察は親の言葉を信じ、司法解剖にまわすことすらせず、「不慮の事故死」として処理していたかもしれない。

あるいは解剖もしないまま、「乳幼児突然死症候群」（ＳＩＤＳ）といった病名をつけられていた可能性もある。

つい先日運ばれてきた被害者は、まだ1歳にも満たない乳児だった。

警察によると、この子の父親は「亡くなる前日に1回殴っただけ」と供述しているとのことだった。だが解剖の結果、頭部には外表観察からは見つからなかったものの、どう見ても3日以上前にできたと思われる外傷があった。

しかし、たとえこうした解剖所見があっても、一緒に暮らしていた父親の供述を覆すのは簡単なことではない。

社会の中で一番の弱者である乳幼児は、自分の置かれている状況から逃げ出すことも、自分の言葉で訴えることもできない。

痛くても苦しくても悲しくても、自分から周囲に助けの手を求めることができないのだ。

そんな中で最悪の結果に至ったとき、彼らが真実を主張できる唯一の機会は「司法解剖」という死後検査しかないのだが、解剖率が異様に低い現在の日本では、そうしたチャンスはほとんど被害者に与えられず、小さな亡骸がそのまま火葬されてしまうと彼らの主張は永遠に聞くことができない。

家庭内でのこうした虐待行為は繰り返されることが多く、一人の大人によって複数の子供が犠牲になっているケースは珍しくない。

大人の供述のみを鵜呑みにせず、司法解剖をして死因を丁寧に調べていれば、どれだけの子供を苦しみから救うことができただろう。

ちなみに、２０２０年における児童虐待事件の検挙件数は２１３３件、過去最多だったという。

警察庁によれば、そのうち身体的虐待が１７５６件、性的虐待が２９９件、ネグレクト（育児放棄）が32件。

おそらく、この数字に上がっていない虐待事件は、相当数隠れているのではないだろうか。的外れの議論で児童相談所を苛めるだけの放送時間があるのなら、解剖率の低さでどれだけの虐待事例が見逃されてきたのか、そして同じような虐待がどれだけ繰り返されてきたかを報道したほうが、本当の問題解決につながると思うのだが、今のテレビは偽善者ぶるばかりで、何の解決策も明示してくれない。

まさに、電波と金の無駄遣いだと感じた朝だった。

虫歯から虐待を見抜く

ずいぶん昔、私が内科医としてある病院で夜の当直勤務をしていたときのこと。真夜中の午前2時頃、どうみても薬物中毒状態の父親が、3歳くらいの男の子を連れていきなり来院したことがあった。

父親は、

「子供が虫歯で痛がるので、すぐに歯を見てくれ」

というのだが、その病院には歯科はなく、もちろん、深夜2時に他の歯科医院を紹介できるわけもなく、当然、病院側は断るしかなかった。

ところが、それに腹を立てた父親が玄関で暴れたため、とりあえず内科医として当直していた私が出向き、男の子の口の中を診察することになったのだ。

男の子の歯はほとんどがひどい虫歯になっていた。しかし、ひと通り診たところ、内科的には何もすることはない。

「とりあえず今夜は帰って様子を見てもらえませんか」

と言うと、父親はそれが気に入らなかったのだろう、いきなり激昂し、私の襟首につかみかかってきて殴られそうになった。

当直をしているといろんな場面にでくわすが、とんだ災難だった。だが、今でも気になるのは、あの男の子もいわゆるネグレクトの被害者だったのではないかということだ。

そもそも、昼に歯科を受診させないで、深夜に歯科のない病院の救急外来を受診すること自体が異常だが、あの子はその後どうなっただろうか……。

千葉大学の法医学教室には、ＤＮＡや歯科所見（歯形）による個人識別を専門とする斎藤久子先生という歯科医が勤務しており、解剖のときには「デンタルチャート」と呼ばれる歯科所見の記録を専門的にとってもらっている。

最近も、虐待で死亡した幼児の司法解剖があったのだが、茂谷先生がその子の口腔内をチェックし、あまりの衛生状態の悪さに、大きなショックを受けていた。

その子の口の中も虫歯だらけで、歯は汚れていて、治療痕は１カ所もなかったのだ。

斎藤先生は、

「こうした虐待児が命を落とす前に、なんとかして助ける方法はないのでしょうか……」

と、解剖室でがっくりと肩を落としていた。

斎藤先生は、「日本法歯科医学会」のメンバーの一人でもある。

法歯学とは、損傷が激しい遺体や身元不明者の特定に大きな威力を発揮する学問で、1985年の日航機墜落事故や2004年のスマトラ島沖地震、2011年の東日本大震災など大規模な災害現場では、デンタルチャートによる歯科所見や治療痕の照合によって多くの遺体の身元を明らかにしてきた。

日本では戦後になって本格的な研究が始まり、1992年に日本大学歯学部、東京歯科大学、神奈川歯科大学など、法歯学講座や法医学教室の大学院生であった学生たちが「法医学歯科研究会」を発足。日本法歯科医学会は、その研究会が中心となり、各大学の法歯学者や警察歯科医、警察関係者など約450人に呼びかけ、2007年4月21日に設立集会が開催された。現在の会員登録数は548人だ。

学会としては、今後も歯科所見やDNA型鑑定による身元確認の事例研究、医療事故の原因究明などを行うほか、捜査現場と歯科医との新たな連携と研究によって、児童虐待の早期発見に、特に力を入れていくという。

実際に虐待を受けている児童の歯には、明らかな特徴が現われているというデータもある。

特にネグレクトの児童は、ほかの児童と比べて虫歯所有率も未治療の虫歯所有率も高い。

つまり、虫歯が異常に多いにもかかわらず、まったく治療を受けていないような子供は、親が育児放棄をしていた可能性があり、さらに、歯が欠けたり、虫歯でないのに歯が変色したりしている場合は、過去に殴られるなど強い衝撃が加えられた疑いがあるというのだ。

こうしたデータをもとに、就学前（１歳半、３歳時）に行われる定期歯科健診や、小学校での歯科検診時の結果を検討して生活実態を見抜くことができれば、不幸な子供たちを最悪の事態から救うことができるかもしれない。

しかし、親が育児放棄している場合は、そもそも幼稚園や保育園にすら通わせていないケースが多く、結果的に子供は検診も受けられないため、どうしても見逃されてしまいがちだ。

この問題については、行政によるしっかりとした取り組みが必要だろう。

法医学や法歯学は、決して死者だけを対象にした学問ではない。

今、まさに被害を受けている当事者の身体に残されているものが、いったい何を訴えているのかを、専門家としてしっかり見極めた上で、捜査機関や医療機関とも一体となって情報交換し、虐待の早期発見、犯罪防止への具体的な取り組みを行っていくことが必要だと感じている。

「乳幼児突然死症候群」のあいまいな診断

乳幼児が突然死亡した場合、たびたび持ち上がるのが「乳幼児突然死症候群」（ＳＩＤＳ）かどうか、という問題だ。

乳幼児突然死症候群とは、まさに何の前兆もなく、気づいたら死んでいた、という悲劇だ。解剖せずとも検査段階で「原因不明」となれば、この病名にされてしまうことが多い。

たとえば、赤ちゃんが保育所で昼寝中に亡くなっていた場合、「窒息死」かそれとも「乳幼児突然死症候群」か、という判断は非常に重要な意味を持つ。

もし窒息死なら、保育所側は業務上過失致死罪に問われる可能性が出てくるが、乳幼児突然死症候群であれば病死となり、責任を問われることはまずない。

また、前出の虐待死のようなケースでは、乳幼児突然死症候群という診断がつくことで、親の犯行は問われず、結果的に都合のいい免罪符になってしまう危険性がある。

いずれにせよ、乳幼児が死亡した場合は、必ず解剖や薬物検査を行って、致死的な病変や外傷、中毒がないことを確認し、その上で、布団の下に埋まったりして窒息死した可能性がないかどうかなど、周囲の状況を十分調べる必要がある。

特に1歳未満の乳児は、体重が3kg~9kgくらいしかなく、血液の総量はわずか200cc（小さな牛乳パック）から700cc（ビンビール）程度だ。このうち半分も出血すればすぐに死亡する可能性がある。このような子供の場合、頭部への外力により「頭皮下血腫」という皮下出血を起こしたり、背部への外力により皮下や筋肉内に出血を起こしたりして血圧が下がり、死に至るケースも十分考えられるため、普段は病理解剖では検索しない頭部や背部解剖は必須なのである。

こうした状況をふまえ、厚生労働省は２００５年、乳幼児突然死症候群の診断を下すときは解剖を行うようにという指針をまとめ、各病院に呼びかけた。

ところが、現実はどうだろう……。

指針を守っている病院はまだまだ少なく、たとえ病理解剖にまわっても、頭を開けていないないなどまともに解剖されていないケースが多いのだ。

２００７年６月12日のＮＨＫニュースは、次のように伝えていた。

乳幼児突然死症候群で手引き

「乳幼児突然死症候群」はきちんと原因を調べないまま診断されるケースが多いとされ、厚生労働省は２年前、解剖をしても原因が特定できない場合にかぎって診断名をつけるべきだとする指針をまとめました。ところが、厚生労働省の研究班が全国９２５の病院を対象に調べたところ、回答のあった４０４の病院のうち、指針を守っている病院は24％にとどまり、53％の病院では解剖をしないで診断していることがわかりました。このため、研究班は新たに「診断の手引き」を作り、全国１０００の病院に配って指針の徹底を呼びかけることになりました。

手引きには、警察への届け出や、解剖に向けた手順などがわかりやすく図で示してあります。研究班のメンバーで名古屋市立大学病院の戸苅創院長は「正確に診断をす

ることが家族の納得にもつながるので、手引きを参考に指針をしっかり守ってほしい」
と話しています。

これまで「乳幼児突然死症候群」に関しての多くの論調は、行政解剖、または病理解剖の推進だった。

おそらく、多くの「専門家」が死因究明制度をよく知らずに、「とりあえず解剖すればいい」とだけ思っているからだろう。

しかし、話はそう簡単ではない。

「乳幼児突然死症候群」が問題になる事案の多くは、前出のように、保育所や保護者に刑事的な責任があるかどうか? といったシビアなケースだ。

保育所で窒息したかどうかについて状況調査をするためには、まず異状死届出をし、その後、警察が捜査しなければならない。警察に届け出ずに病理解剖しても、窒息死したかどうかについての調査ができないので、道理に合わない話なのだ。しかも病理解剖では、薬物検査なども実施できないし、頭部や頸部臓器の外傷の有無を検索できない場合が多い。

つまり、「乳幼児突然死症候群」の適正な診断に必要なことは、「異状死届出を介した警察による捜査の介入と司法解剖の促進」とアナウンスすべきなのだが、どうも周知徹底されているとは思えない。

これも、制度が縦割りで複雑なことによる弊害なのだろう。

このままでは、我が子の死因に納得がいかず、悩み続ける親が続々と発生し続けてしまう。

厚生労働省は問題の本質を見極めて、

「死因不明の変死例は、警察に届け出た上で、精度の高い司法解剖をすべきである」

そう国民に正しく伝えるべきだろう。

情報の非開示が生んだ悲劇

「死ぬ瞬間、痛かったんでしょうか、それとも痛みは感じずに逝ったのでしょうか」

「致命傷は何だったのでしょう」

「なぜ、うちの子は死ななければならなかったのですか……」

私たち法医学者は、司法解剖の後、基本的には遺族と接触することを禁じられている。それでもときどき、こうした切実な質問を受けることがある。

ある日突然、家族を失った遺族にとって、その死は現実のものとして受け入れ難い。しかし真実が知らされないことで、その苦しみをさらに増幅させてしまうこともまた事実ではないだろうか。

特に、医療過誤や交通事故、労災事故などの場合は、死因についての情報は民事上の話し合いにおいても必要不可欠だ。

被害者がどのような状況で亡くなったのか、また、その死因は何だったのかという情報が開示されなければ、遺族は次のステップを踏み出すことができない。

また、被害者が死に至った原因を早期に開示することで、同様の事故を防ぐための対策に役立てることもできるのではないだろうか。

ちなみに、子供（0〜17歳）の死因の一位は、不慮の事故死だ。さらにその原因をこまかくみていくと、交通事故、溺死、その他の機械的窒息死（硬貨や固形物などの誤飲）が多い。

私自身、ここ数年の間に、風呂場で溺死した子供の解剖を数件行ったのだが、どのケースも酔っ払った父親が子供と一緒に風呂に入り、父親が湯船に浸かって居眠りをしている間に子供が溺れて死んでいたケースだった。

最近は男女同権で、父親も母親も平等に育児当番を決めている家庭が多いのだろう。ところが、男の付き合い酒は昔と変わらないため、酒に酔った状態にもかかわらず、つい当番どおりに子供を風呂に入れてしまい、こうした不幸な事件が起きてしまうのかもしれない。

しかし、こうした情報がもっと広く世の中に知らされていればどうだろうか。

たとえば「飲んだら子供と二人で風呂に入るな」とか、「子供と風呂に入るなら、水位は低く」と注意を喚起するだけで、風呂場の事故で命を落とす子供の数は、かなり減らせるのではないかと思う。

ひとり一人の死因が事故の再発予防に活かされるのであれば、司法解剖の情報はもっと臨機応変に開示され、国民に広報されるべきだと思う。

無罪相次ぐ「乳幼児揺さぶられ症候群（ＳＢＳ）」事件

最近、「乳幼児揺さぶられ症候群」に関する事件で無罪が相次ぎ、メディアでも大きく取り上げられている。一度起訴されれば、99％有罪となる刑事裁判で、これほど無罪が続くというのは異例の出来事と言えるだろう。

「乳幼児揺さぶられ症候群」（揺さぶられっ子症候群ともいう）は、英語で「Shaken Baby Syndrome（ＳＢＳ）」と呼ばれている。また、「虐待性頭部外傷」を略して、「Abusive Head Trauma（ＡＨＴ）」と表記されることもある。

この傷病を簡単に説明すると、赤ちゃんの頭部外表に目立ったケガなどが見られないにもかかわらず、①硬膜下血腫　②網膜出血　③脳浮腫　という3つの症状が見つかれば、それは「大人による暴力的な揺さぶり」＝虐待によるものだと推測してかまわないという理論だ。

これまで無罪を訴えてきた保護者の多くは、「つかまり立ちやお座りからの転倒で頭を強く打った」、つまり事故だと主張しているにもかかわらず、赤ちゃんに3つの症状が見られると、ほぼ機械的に虐待を疑われ、逮捕、起訴され、刑事裁判で追及されてきたのだ。

法医学的にみると、「ＳＢＳ」には定まった学説がなく、医学的にはまだ不確定なことが多々ある。こうした事象が争点となる場合、本来、医学的には、「原因は不明」としたまま、立件・起訴・判決という手続きがなされるべきだ。

しかし、日本の警察も検察も、現実には「わからない」にもかかわらず、「児童虐待に詳しい」と称する医師を選んで証言させてしまう傾向にある。そして、裁判所も「疑わしきは罰せず」ではなく「推定有罪」という判断を下してしまうために、誤った判決が出てしまう。

私はＳＢＳ事件の裁判を通して、そのような日本の刑事司法のあり方そのものに疑問を感じてきた。

これは刑事裁判全般に言えることだが、現在のように「容疑者の自白」を誘導するために科学的証拠を用いるという姿勢を改めるべきだと考える。

たとえば、科学捜査研究所の一部を警察から独立させるなどして法医学的な知識を有する者を組織化し、科学的な証拠をもっと重視する流れをつくる。そうすることが司法の暴走の監視に結びつくのではないだろうか。

また、ＳＢＳ事件で冤罪が発生する原因のひとつとして、組織化された専門医がいないことが挙げられる。

我々法医学者は、司法解剖を行って死因を究明するだけでなく、捜査機関からの依頼を受け、生きている被害者の身体に残された傷跡などの検証も行っている。

今後の対策としては、生体鑑定を行う小児科医や法医学者が、複数で鑑定に関与するようにしていく必要性があるだろう。

そのためにも、法医学研究所のような設備を作れば、死因究明のみならず、生体鑑定の面での組織化もしやすいと思うのだが、こうしたことについても、政府は全く無策なので、今後も冤罪事件や見逃しが続発していくことが予想される。

こんな気の毒なケースを聞いたことがある。

乳幼児が自宅でぐったりした状態で見つかり、すぐに病院へ運ばれたが死亡した。病院では乳児の身体に青色の変色があることから、虐待も疑われるということで警察へ届け出たところ、結果的に司法解剖が行われることになった。

解剖した結果、青色の変色は乳幼児によくみられる単なる蒙古斑であり、死因は病死の可能性が高いということになった。

しかし、警察医が「死因不明」のまま死体検案書を出したきりで、「病死」と書き直された検案書が遺族の手に渡らなかった。そのため、司法解剖が終わった後も、乳幼児が虐待で死んだのか、病気で死んだのかという情報が遺族にまったく伝わらず、挙句の果てに父親と母親が虐待の有無をめぐって喧嘩となり、母親が自殺してしまったというのだ。

せっかく司法解剖で病死と診断され、両親ともになにも悪くないことが判明したのに、本当に気の毒で、悲しい出来事だと思う。

捜査側は犯罪性がないことが明らかになると、急にその事案に興味を失い放置してしまう傾向にあるが、こうしたケースでは、死因の説明までが仕事だと思って遺族と接するべきだ。また、そのような役割を持つコーディネーターの存在も必要だろう。

もちろん、殺人事件の場合などは情報の非開示の必要性も理解できるが、こうした不幸な出来事を防ぐ意味でも、事故死や病死が明らかになっている場合は、司法解剖の結果を遺族に開示し、正しく説明することが重要だ。

それだけに私としては、司法解剖の結果をさしつかえのない範囲で遺族に伝えたいと思っているのだが、司法解剖の結果はあくまでも「捜査情報」。日本の刑事訴訟法では捜査中の内容は秘密にしなければならないと定められているため、諸外国のように早い時期にオープンにすることは現状では不可能だ。

だが実は、遺族からの依頼があれば、警察や検察を通さずに平気で鑑定書や解剖写真を開示している法医学者も少なくないようだ。

かといって、あまり開示し過ぎると、警察や検察が刑事訴訟法の条文を持ち出して、ああだこうだと文句をつけてくる可能性もある。

死体検案書発行義務を規定する医師法19条には罰則規定がないようだが、同様に、情報開示をするなという刑事訴訟法47条にも罰則はない。

情報開示に関しては相反する法律があるのだが、どちらの法律も、どこまで開示してどこまで開示不可能かということが明記されていないので、このようにばらつきのある対応がなされるのだろう。

いずれにせよ、司法解剖情報の開示に関する現在の運用がいい加減であることは間違いなく、私はこういうあいまいさに気持ち悪さを感じている。

第6章
さまざまな「死」を考察する

死に場所で異なる管轄

死体を検視し、司法解剖を嘱託するのは、警察だけではない。

刑務所内で受刑者が死亡した場合は、検事が検視して、司法解剖を嘱託する。

自衛隊の訓練中に死亡事故があれば、自衛隊が担当する。

海岸線にたどり着かない水中死体は、海上保安庁の担当になる。

つまり、飛行機が海に墜落して死者が出れば、死体の検視担当は海上保安庁だが、陸に落ちれば警察というわけだ。

警察の中でも、当然ながら担当セクションは分かれる。

人が単独で倒れていれば殺人事件の疑いもあるため、捜査一課。

道路で自転車と一緒に人が倒れていれば、交通課の担当だ。

では、車で事故を起こした後、家で死んでいたら交通課と捜査一課、どちらが扱うのか……。

これもそれぞれの都合でいろいろ変わるようだ。

しかも縦割りで仕事をするので、自分の領域に関係のないことにはあまり深く突っ込まない。

このように、同じ死体でも死んだ場所や状況で、担当する捜査官が異なるのが日本の制度のおかしなところである。

では、誰が変死体の扱いに一番手馴れているのだろうか？

それは、なんだかんだ言っても、やはり警察である。さすがは多くの司法解剖に関わっているだけのことはあり、遺体の取り扱いには慣れている。

中でも検視官は、所轄署の警察官とは異なり、法医学的な知識を学んだエキスパートだ。医師の資格は持っていないが、変死体を観察するための知識もあるし、怖さも知っている。

しかし、彼らが派遣されるのは、犯罪性の有無が判断しづらいような場合に限られている。検視官の少なさと解剖数は比例しているようにも見えるが、もっと検視官の数を増やし、全例で検視官が駆けつけられるようになれば解剖数も増えるだろうし、誤認検視などの問題はかなり減らすことができるはずだ。

一番心配なのは、検察官による検視・解剖嘱託のケースだ。

そもそも検視は検察官の仕事なのだが、実務としては警察官が検察官に代わって「代行検視」を行っているため、概して検視には素人。大きく報道された事例のみ、たまに司法解剖を見に来ることがある程度だ。

もちろん、中には熱心な方もいるが、おそらく大半の検察官は、所轄署の警察官や検視官の苦労など理解できていないのではないだろうか。

実際に、刑務所で人が死んだときには、検察官は自分たちだけで検視をするのだが、死体の扱いに不慣れなので体温を測り忘れたり、状況調査をしっかりしていなかったりする場合があるのだ。

以前、受刑者が刑務所内で死亡したケースがあった。薬物中毒の疑いが濃厚だったが、よりによって検視時に直腸温を測定していなかった。

薬物の場合は、検視時の体温が重要な証拠になるのだが、検察官は検視の経験がほとんどなく、検視のいろはも知らないので困ってしまう。

法務省の管轄である刑務所内での死亡を、法務省の役人である検察官が見るのも考えてみればおかしな話だ。しかも、死体を見るのは検視に関してはずぶの素人。これでは同じ省庁内の不祥事隠しのためにわざと身内でやっているのではないかと批判されても仕方がない。

さらに困るのは、警察以外が検視・解剖を担当した場合、薬物検査を警察の科学捜査研究所に依頼できなくなる点である。これでは、海上や刑務所内での薬物関係の犯罪はフリーパスになってしまう。

他の国では、薬物検査は法医学研究所のようなところで一本化されているため、問題にならないのだが、日本には残念ながらそうした第三者的な検査機関はない。

医師法21条や死体解剖保存法では、死体に犯罪の関係のある異状を認めた場合、所轄警察署に届け出ることになっているが、検察官や海上保安庁が司法解剖を依頼してきたケースで、薬物による他殺が疑われる場合は、いったいどうすればよいのだろう。所轄警察署にでも届け出ればいいのだろうか。

とにかく、こうした縦割りは即刻やめて、変死体は日本中どこで見つかっても、どんな亡くなり方をしても、同じ部署の検視のプロが担当し、公平に死後検査を行うべきだ。

私たち法医学者にとっては、いずれも人が不自然なかたちで亡くなっていることに変わりはなく、差別される理由などどこにもないのである。

死因究明で最も大切なのは、初動時にどれだけ適正な調査ができるかにかかっている。それこそが、国民の安全で安心な生活を担保するものだということを、特に検察官には認識してもらいたいものだ。

本当は彼らこそが検視の責任者のはずなのだから。

「パロマ事件」被害拡大の元凶

日本という国は、一人で死んでいたら、よほどのことがないかぎり「病死」にされてしまうのか。そんな不安があながち外れてはいないことが、２００６年、パロマの一酸化炭素（ＣＯ）中毒死問題によって炙り出された。

新聞やテレビなど大手メディアは、同族経営で問題把握が遅れたパロマ工業の体質や、事故を放置した経済産業省の怠慢を大々的に取り上げ、その責任を厳しく糾弾していたが、一連の報道を見ていた私は、

「的外れな論調もいい加減にしろ」

と、心の中で怒っていた。

長年にわたって欠陥商品が放置され、多数の被害者を生み続けてきた背景には、まず「ずさんな検視捜査」があったはずだ。そのことを、なぜ見過ごすのか。

警察が最初に発見された被害者の死因を真剣に究明していれば、間違いなく2人目、3人目の被害者を出さずに済んだはずだ。

事件の発端は、今から33年前にさかのぼる。

北海道北見市のアパートの浴槽で、学習塾講師のSさん（当時29歳）が変死体となって発見されたのは、1988年11月のことだった。

現場に駆けつけた北海道警北見署の警察官は、一人暮らしのSさんが「酒に酔って入浴中に急性心不全を起こして溺死した」と断定。だが、Sさんの両親は事故直後から警察の判断に疑問を抱き、

「息子の死因は一酸化炭素中毒ではないのか」

と訴えていた。Sさんが生前、湯沸かし器の不具合を両親に話していたこと、また、遺体が発見されたときに顔が水につかっていなかったなど、単純な溺死とは思えない状況があったからだという。

両親はこのとき、司法解剖をして死因を明らかにしてほしいと頼んだそうだが、警察はその訴えに耳を貸さず、Sさんの死因は「急性心不全」として、そのまま荼毘に付された。

湯沸かし器を管理する側、つまりアパートの所有者にも事故報告はなかったという。

そして、悲劇は再び起こった。

Sさんのあとに同じアパートの同じ部屋に入居した男女2人が、わずか5カ月後の89年4月に、一酸化炭素中毒で死亡したのだ。

そのニュースを知ったSさんの両親は、すぐに再捜査を求めたが、このときも北見署は、

「当時の検視結果に間違いはない」

と、要請に応じようとしなかったという。

それから17年たった2006年、パロマの湯沸かし器による死亡事故が相次ぎ発覚、これまでに多数の死者が出ていたことが報道された。

実は、Sさんの部屋にあったのも、同じくパロマの湯沸し器だったのだ。

Sさんの両親はあらためて北見署を訪れ、再調査を要請。

これを受けた北見署は、

「当時の捜査資料は残っていないと思うが、誠意を持って調査し報告する」

と回答をしたという。

しかしSさんの遺体はすでになく、解剖もされていない。そんな状況で、いったい何をどうやって調査するというのだろうか。

Sさんが死亡したときにきちんと司法解剖して死因を精査し、湯沸し器の不具合による一酸化

炭素中毒が原因だとわかっていれば、少なくとも同じ部屋で続けて2人もの命が奪われることはなかったはずだ。

後にわかったことだが、一酸化炭素中毒死事故を起こした湯沸し器には、寒冷地に適さない構造的な欠陥があったという。

北海道の冬は室内でも温度が相当低くなり、安全装置の「はんだ割れ」が起こりやすい。その結果、このような事故が続発したというのだ。

一人目の被害者の遺体が司法解剖にまわされ、死因が一酸化炭素中毒であることがわかっていれば、メーカーももっと早くガス器具の不具合を特定でき、機械の改良が行われていたはずだ。

ちなみに、法医学の教科書には、

『一酸化炭素中毒は、その死体に鮮紅色の死斑が出るのが特徴だ』

と書いてある。

警察に聞いても、おそらく公式には、

「一酸化炭素中毒は、死斑で判る」

と答えるだろう。

しかし、外表検査で死斑だけを見ても、それはまったくあてにならない。

一酸化炭素中毒死の場合、司法解剖や血液検査をしてCOヘモグロビン濃度を調べなくては本当にそうなのかどうか、わからないのだ。それは、検視の現場を預かる警察官の多くもわかっている。

実際に、日本以外の諸外国では、変死体に対して血液や尿を使った薬毒物スクリーニングを必須としているが、日本は薬毒物スクリーニングに関する法整備がなく、これまでも多数の中毒死が見逃されてきた。

たしかに、今の法律を厳密に解釈すれば、たとえ警察官でも遺体の髪の毛一本取れば死体損壊にあたってしまう。ただ、死体に針を刺すことについてはなぜか慣例で認められているようで、都道府県警によっては、死体に針を刺して尿や心臓血を採取し、採取した液体に血液が混じっているかなど、簡易な検査を実施することもあるようだ。

とはいえ、警察が採取した心臓血を用いて薬物検査やＣＯ検査をすることなどほとんどない。仮に血液を採取したとしても、日本には血液を保管しておくための法律もないため、結局、簡単な検査が済めばすぐに捨ててしまっているのが実情だ。

言葉は悪いが、こうした現状を見ていると、私には変死体がごみ同然に扱われているような気がしてならない。解剖しないまでも、せめて法医学の専門医の手で、ＣＴ検査＋薬毒物検査をすれば、状況はかなり改善すると思うのだが、まだまだ道のりは遠そうだ。

そんなことを考えていたとき、またしても飛び込んできたのが、奇しくも、北海道北見市のガス漏れ死亡事故のニュースだった。

以下は検視制度の不備を指摘した記事だ。

北見ガス漏れ事故のCO中毒死、検視見逃す

北海道北見市で今年1月、死者3人、重軽傷者11人の被害が出たガス漏れ事故で、最初に死亡が確認された女性を道警と地元の病院が検視・検案した際、遺体に一酸化炭素（CO）中毒の典型的な所見が出ていたにもかかわらず、これを見落としていたことがわかった。

道警では、翌日午後までガス漏れの発生を正確には把握できなかったが、最初からCO中毒と突き止め、ガス会社と連携して調べていれば、被害を最小限に食い止められた可能性がある。検視には専門の刑事調査官ではなく、地元署の捜査員があたっており、変死体で見つかった人の死因を調べる体制の不備が改めて浮き彫りになった。

この女性はピアノ講師のAさん（当時47歳）。1月18日午前6時半ごろ、自宅で倒れているのが見つかり、遺体の表面だけで死因を調べる検視・検案で「急性心臓死」とされていた。この検視・検案は、同日午前8時ごろから、北見市の北見赤十字病院で行われた。検視した道警の捜査員は、Aさんの死斑を病死などの際に現れる「暗褐赤色」と判断していた。

医師による検案は、同病院の当直医が担当。しかし、途中で別の救急患者が運び込まれたため、捜査員が検視で死斑を調べていた時には立ち会っていなかった。その後に後藤さんの遺体を見た複数の関係者の証言によると、死斑は、暗褐赤色ではなく「鮮

紅色」だった。鮮紅色の死斑は、CO中毒や凍死の際の典型的な所見で、警察官向けの検視マニュアルや検案医向けの入門書にも明記されている。

18日夕には、Aさんの家族らが体調不良を訴え、同病院で手当てを受けた。その際、血液中のCO濃度測定からCO中毒とわかり、同病院は「AさんもCO中毒死の疑いがある」と道警に連絡。翌19日朝、保管していたAさんの血液を道警が調べ、CO中毒が確認された。道警は19日午後1時40分、消防からの連絡で初めてガス漏れが起きていることを把握。一方、北海道ガスは、住民から「ガス臭い」という通報を受け、17日正午ごろから付近を調べていたが、人的被害が出ていることは知らなかった。

計14人の死傷者のうち、死者2人と意識不明の重体者2人が見つかったのは、Aさんの死亡確認から丸1日以上が過ぎた19日午後。また7人は19日になってから不調を訴えていた。司法解剖の結果などから、Aさんを含む死者3人はほぼ同時刻に死亡したとみられているが、最初の検視・検案で道警側がCO中毒と突き止め、ガス会社側と連携していれば、18日のうちに住民を避難させるなどの措置を講じることができたとみられる。検視を担当した捜査員は北見署員4人で、検視の専門教育を受けた刑事調査官ではなかった。道警は北見地方に刑事調査官1人を配置しているが、17日夜の民家火災で焼死体が見つかったため、司法解剖に立ち会うため180キロ離れた旭川医大に行って不在だった。

当時の道警の捜査幹部は「鮮紅色の死斑を見つけられなかったのは事実で、刑事調査官が検視していれば、CO中毒死だと見抜けた可能性はある」としている。また、北見赤十字病院の荒川穣二副院長は「Aさんは若く、既往症もなかった。CO中毒を疑うべきで、よく調べていれば、鮮紅色の死斑は見つかったかもしれない」と話している。

（2007・5・23　読売新聞）

少なくとも地元住民にとっては、記憶に新しく、パロマの不信感も拭えない状況で発生したこの事件。「一酸化炭素中毒」を「心不全」と誤認検視していた問題が騒がれたばかりだったのに、今回の事故でその教訓がまったく生かされていないことに、あらためてこの国の「死因究明制度」のお粗末さを痛感した。

一方、同じ日の地元紙には、まるで「返歌」のような記事が、即掲載された。どうやら、先の読売新聞に対する反論のようだ。

「所見見落としない」北見ガス漏れ死で病院側

【北見】北見市で一月に三人が死亡したガス漏れによる一酸化炭素（CO）中毒事故をめぐり、一部報道機関が最初に死亡が確認された女性の検視の際、CO中毒の所見が見落とされたと報道したことを受け、北見赤十字病院は二十三日に記者会見し、「所見を見落としたわけではない」と反論した。

会見は検視に立ち会った荒川穣二副院長が行い、「検視ではＣＯ中毒の際に下半身に表れる鮮紅色の死斑は確認されなかった」と説明。最終的に急性心臓死（推定）と診断した理由については、「軽度肺水腫が認められたため」と述べた。

荒川副院長は、急患が入ったため検視に最後まで立ち会わなかった。「規則違反になるかもしれないが、一通り体は見せてもらった。（仮に最後まで立ち会っても、ＣＯ中毒の）所見は見あたらなかったと思う」と話した。

一方、北見署の矢口正人署長は「（検視をした当時）遺体から、ＣＯ中毒の特徴は見られなかった。署員だけで検視をしたわけではない。北見署の検視に問題はなかったと考えている」としている。

（2007・5・23　北海道新聞）

先の読売新聞の報道は、あくまで日本の検死制度の不備をついたものであり、警察や病院の非を責めているようには思えなかったが、こういう場合、当事者としてはどうしても過敏に、防御的に反応してしまうのだろう。

しかし、ここで重要なのは、外見からは一酸化炭素中毒の特徴が認められなくても、「一酸化炭素中毒死」の場合があるということを、警察自らが新聞紙上で認めたことだ。

つまり、今回の警察の言い分を認めるなら、見た目だけで「一酸化炭素中毒ではない」と断定することは即刻やめなくてはいけないことになり、こういう場合は必ず司法解剖にまわさなければならないことになる。

ところがその点に触れず、単に防御的な、後ろ向きのコメントに終始しているのは大変残念な気がする。

一連の流れを見ていて感じるのは、日本ではなにかひとつ問題が発覚すると、そこから芋づる式に次々と問題が湧き出てくるケースがあまりにも多いということだ。

これは、疑惑の事故や事件が腐るほど隠れているということの裏返しでもあるが、日本の国民はまさかそんな問題が間近に潜んでいるとも思わず、安全・安心な国だと信じて生きてきた。一酸化炭素中毒で死亡しても、死因を突き止めてもらうこともできず、たとえ突き止めてもらえたとしても、換気をしなかったとかなんとか難癖をつけられてユーザー側の自己責任を問われ、そのまま泣き寝入りを強いられてきたのだ。

これは、医療事故も、労災事故も、過労死もしかりである。

しかし、人が命を奪われるような重大事故を原因不明のまま放置することは、どう考えても許されることではない。

司法解剖は、なにも凶悪な「殺人事件」を立件するためだけに行っているのではない。

不幸にして起こってしまった死亡事例を徹底的に追及し、亡くなった人の本当の死因を突き止めることは、「再発防止」という重要な役割も担っているのだ。

交通事故死

交通事故における死因究明は極めて重要だ。

実際には犯罪や突然の発作による死亡事故であっても、ドライバーの一方的な過失が事故の原因と認定されてしまうと、加害者側の遺族には被害者への謝罪や賠償義務がのしかかり、その後の人生は精神的にも過酷なものとなる。

火葬されてしまえば正しい死因の究明は永久に不可能だ。

法改正までにはかなりの時間がかかるとみられる中、万一、身近な人が不審な交通事故死を遂げたら、そのときは「解剖や薬毒物検査をして死因を明らかにしてほしい」ということを、自ら警察に告げる勇気が必要だろう。

日本の解剖率は先進国で最低レベルだ。

実際にその弊害が、「犯罪の見逃し」というかたちであらわれている。

先にも触れた、青酸化合物による3件の殺人と1件の強盗殺人未遂の罪に問われている筧千佐子被告(70)の裁判。この中に、バイク事故を装ったとされるケースが含まれていたことをご存じだろうか。

被害者の本田正徳さん(当時71)は、2012年3月、大阪府泉佐野市でミニバイクを運転中、道路の縁石に接触して転倒し死亡した。本田さんは千佐子被告の内縁の夫だった。

この件は当初、大阪府警によって「病死」、つまり「事件性はなし」として処理されていた。司法解剖はしたものの、転倒事故の直前に「致死性不整脈」を起こしていたと判断されていたからだ。

しかし、翌2013年12月、千佐子被告の4番目の夫・筧勇夫さん(75)が、京都府向日市の自宅で突然死する。司法解剖の結果、遺体から青酸化合物が検出されたため、京都府警は水面下で捜査に乗り出した。

その結果、過去に大阪、兵庫、奈良など、関西圏に住んでいた千佐子容疑者の交際男性が、相次いで変死していたことが明らかになったのだ。

京都府警からの連絡を受け、慌てた大阪府警は、2012年3月にバイク事故で死亡した本田さんの一件を調べ直す必要に迫られた。

司法解剖は行われたものの、早々に「事件性なし」と判断されたため、それ以上詳しい検査は行われていなかったからだ。

実は、我が国の一般的な薬毒物検査は、簡易キットによる尿検査で、わずか8種類の薬物しか検査できない。青酸カリやヒ素薬などは、さらに特殊な検査をしなければ検出できないのだという。

幸い、本田さんの血液は保管されていた。

そこで、あらためて青酸化合物等が含まれていないかどうか検査を行ったところ、予想通り致死量に当たる量が検出された。その結果を受けた大阪府警は、本田さんに青酸化合物を飲ませて殺害した容疑で千佐子被告を再逮捕したのだ。

もし本田さんの死亡直後に青酸化合物が検出され、千佐子被告が逮捕されていれば、翌年の筧勇夫さんの死は確実に防げたはずだ。

しかし現実には、交通事故で死亡した本田さんに司法解剖が行われていただけでも幸運だったというべきかもしれない。

もし解剖すら行われていなければ、その死は完全に闇に葬られていただろう。

事実、千佐子被告の周辺ではほかにも複数の不審死が確認されているが、司法解剖されていなかったケースの多くは、いずれも嫌疑不十分で不起訴になっている。

外国メディアも日本の現状を厳しく指摘

こうした日本の現状について、外国メディアは驚きの目を向けている。

ＡＦＰ通信は昨年、「司法解剖率低い日本、犯罪死見逃す要因か」というタイトルでこう報じた。

『（筧千佐子の）被害者とされる交際相手ら8人のうち6人については、司法解剖は行われなかった。このことについて専門家らは、日本のシステムの欠陥だと指摘し、国内での解剖率の低さは、殺人犯が逃げおおせていることを意味する可能性もあると警告している。』（２０１６・２・23）

諸外国では解剖率が高いだけでなく、遺体から採取した尿や血液の薬毒物検査を徹底し、また全量を消費せず冷凍庫での長期保管も義務付けられている。そのため、万一、連続殺人が疑われるような場合でも過去にさかのぼっての再検査が可能だ。

しかし日本では、仮に解剖されたとしても、血液等の保管に関するルールすらないのが現状だ。

「交通事故」に見えても、真実は科学的に検証しなければわからない。

運転者の「過失」で処理されがちな事案の裏側に潜む、「犯罪」や「病気による発作」を見逃さぬよう、早急に対策を練る必要があるだろう。

警察内では、殺人を捜査する捜査一課より交通捜査の部門は低く見られていて、いろいろな面で扱いが悪く、人材不足から結果的に捜査が甘くなることがあるようだ。

残念ながら、これが日本の交通捜査の現実である。

過労死

たとえば、バス事故で運転手が死亡した場合、乗客に死傷者が出れば、運転手の死因を司法解剖によって究明されることもあるが、死傷者がいない単独事故の場合は、おそらく病院へ搬送された上で、解剖せずに死因を診断されているケースが多いと思われる。

その場合、問題なのが「心筋梗塞」という診断の確実性だ。

心筋梗塞は死因の上位にある疾患であるが、死亡後の臨床的な検査で診断することは難しく、正確な評価には解剖は不可欠だ。

交通事故のあとに病院に運ばれた遺体ならば内臓破裂の可能性もあるというのに、傷がなければ、さしたる根拠のないまま心筋梗塞とされた方も多いのではなかろうか。

また、臨床医が一度「病死」と診断してしまうと、警察はそれ以上の捜査をしない傾向があり、「運転手が過労だったかどうか？」といったことまで突っ込んだ調査ができない可能性もある。

これは、日本の警察が死因究明にあたって、犯罪だけを発見しようという考え方を持っているためでもある。

現状の死因究明制度においては、過労死などを含む労災の見逃しも相当数と考えられる。

この問題は、職業ドライバーだけにかぎったものではない、サラリーマンの過労死も、どれだけ正確に認定されているかははなはだ疑問だ。が、彼らが過労状態で働けば、被害にあうのは乗客や周りのドライバーでもある。

お決まりの「心筋梗塞」と粗末に扱うことなく、ひとり一人の死を、もっと大事に扱ってほしいものだ。

エコノミークラス症候群

大地震が発生すると、家屋の破損や水道・電気などのライフラインの障害により、避難所や車中での生活を余儀なくされる被災者が増える。

そんな中、「エコノミークラス症候群」と診断された死亡事例とその危険性について、マスコミでもたびたび報じられるようになった。

しかし、震災後の死者の中に、司法解剖された人がいったいどれだけいるだろうか。

現実には、解剖によって科学的に死因究明されたケースはほとんどなく、地域によって診断結果にばらつきが出ている。

そもそも、「心不全」と「エコノミークラス症候群」は、どのように見分けているのか。

本来は解剖によってのみ診断が可能なはずなのに、解剖されていない以上、どちらの死因も、医学的には信用できるものではない。

ところが、結果的に「エコノミークラス症候群」と診断されれば災害弔慰金が受け取れるのに、「心不全」や「心筋梗塞」では受け取れないなど、遺族の間に不公平感が生まれていることも問題になっている。

こうしたことも、まさに、犯罪に起因する死亡以外をきちんと調査しない日本の悪しき習慣によってもたらされた二次被害といえるだろう。

さらに気になっているのは、「心不全」と診断された死者の中に、凍死やインフルエンザ感染など、ある程度予防できそうな死因で死亡した被害者はいなかったか、ということだ。

死因を詳細に究明すれば、今後の災害対策に生かすことができる。そのためにも、正しい情報が必要だ。

阪神淡路大震災では、災害関連死の判断をするにあたって、地震から1カ月以内という基準を作ったそうだ。しかし、この問題を解決するためには、期限の設定以外に、まずは正確な死因診断が必要だろう。

大地震とは縁が切れない日本。

災害関連死の死因究明対策にも真剣に取り組まなければならない。

孤独死

法医学的には「孤独死」という死因は存在しないのだが、少子高齢化の影響だろうか、独居老人が一人で誰にも発見されずに亡くなっていたり、同居人がいても、長期間放置されたまま死亡していたりするケースが、最近の司法解剖例でも増えた。

誰もが自宅で家族に看取られて死ねるか、といわれればそうではなく、では病院で死ねるか、といえば、そうでもない。人が自分らしく死を迎えることは、簡単そうに見えて、実は難しい課題だといえるだろう。

結果的に、家族の死に気づかないまま放置してしまった遺族からすれば、解剖はせずに「病死」として無難に処理してもらうのが一番ありがたいと思うかもしれない。

しかし、それが社会にとってプラスといえるのだろうか。

死後の経過時間の長い遺体に関しては、医学的に判断が難しく、事故や他殺の可能性が100％ないとはいえない。

放置された死体は、日のあたる場所かどうか、またハエにたかられたかどうかなどで、同じ時期に死んでも、死後3カ月に見えたり、また、2週間に見えたりもする。つまり、現場に駆けつけた警察が、初動捜査の短時間で、死因や死亡時期を推定するのは大変危険なのだ。

警察がこうした死体を司法解剖にまわさず、「病死」と発表した場合、報道機関としては少なくともその情報を鵜呑みにせず、警察の初動捜査が間違いないということを確認した上で報道をすべきだろう。

一方、「孤独死」した人の中には、亡くなるまで家族と一緒に暮らしていた人もいる。

以下は、介護を放棄し、被害者を死ぬまで放置したとして、妻子が殺人容疑で逮捕されたというニュースだ。

介護放棄で男性死亡、妻子3人を殺人容疑で逮捕——広島

広島市安芸区で、半身不随で寝たきりだった60歳の男性を介護せずに放置して殺害したとして、広島県警捜査1課と海田署は29日午前、同居していた元パート従業員で妻の松田由美子容疑者（63）、無職で長男の博之容疑者（36）、会社員で次男の実容疑者（31）を殺人容疑で逮捕した。男性は長期にわたって食事を十分に与えられていなかったとみられ、遺体は発見されたときに極度にやせた状態だった。家族の介護で殺人容疑が適用されるのは異例。妻と長男は男性を死亡させたことを認め、次男は「介護は母と兄にまかせていた」と容疑を否認しているという。

調べでは、3人は、自宅で寝たきりの松田洋一さんと同居しながら、昨年9月ごろから介護を放棄し、同11月初旬ごろに松田さんを死亡させた疑い。遺体は死後もそのまま放置され、県警が12月26日、異変を察知した福祉関係者から通報を受け、松田さんの遺体を自宅で発見した。身長173センチの松田さんの体重は発見時、32キロだった。

県警や関係者によると、松田さんは3年ほど前に脳内出血で倒れ、右半身がまひした。ほぼ寝たきりとなり、介護がないと生活できず、要介護3の認定を受けていた。近くの福祉施設のデイサービスを一時受けていたが、昨年7月ごろから依頼しなくなっていた。

県警は、3人が食事を十分に与えず、デイサービスも打ち切るなど、介護の状況が悪質であることから、松田さんが死に至ることを認識し、死んでもかまわないという未必の殺意があったとみている。由美子容疑者らは、近所の人と会ってもあいさつ程度で、近所づきあいはほとんどなかったとみられる。

介護放棄をめぐっては大阪府警が今月22日、寝たきりだった大阪市城東区の女性（当時61）に食事を与えず、治療も受けさせずに衰弱死させたとして、夫と子ども2人を保護責任者遺棄致死容疑で大阪地検に書類送検している。このケースでは女性が治療を嫌がっていたことなどから殺人容疑での立件は見送られた。

（2007・1・29　朝日新聞）

この事件、おそらく死因は餓死か凍死なのだろうが、保護責任者が故意に放置したということで妻子が逮捕され、殺人事件として立件されたようだ。

老人の孤独死が増える中、同様の事件に歯止めをかけようという意図も垣間見える。

こうしたケースの場合、死因を法医学的見地から適正に診断しておかなくては、あとで大変なことが起こってしまうだろう。

たとえば、糖尿病の患者にインスリンを打たずに放置し、高血糖発作で死亡させた場合は殺人や保護責任者遺棄致死になり得るが、もし、死因が心筋梗塞とされてしまったら、犯罪の認定は困難になる。

つまり、外見的には病死に見えるような場合でも状況次第では殺人になる。だからこそ、死因不明のすべての死体に司法解剖を行い、正確な死因診断をすべきなのだ。

現場に臨場する警察の方々には、その点をもう一度考えながら「孤独死」の扱いも慎重に行ってもらいたいと思う。

堕胎児

インターネット上で、認可されていない堕胎薬が売られているせいか、違法に中絶された胎児の解剖が舞い込んでくることがある。

司法解剖といっても、被害者の体長は15～16センチなので、状況としては、理科の実験でやったフナやカエルの解剖に近いものがある。

すぐに運ばれてくることもあれば、押入れや冷蔵庫に長期間隠されていることもあり、そういう場合はすでにミイラ化していたり、白骨化していたりするので、解剖にはほとんど時間はかからないが、その後の薬毒物検査やＤＮＡ検査には多くの手間を要することもある。

こうした胎児を目の当たりにして感じるのは、日本でも米国やフランスのように経口中絶薬を認可して産婦人科医が合法的に処方するようにしないと、同種の犯罪が横行するということだ。

今の日本の捜査システムは、こうした犯罪についていけるようなものではない。おそらく同様のケースが数多く見逃されていることだろう。いや、むしろ薬の合法化や緊急避妊薬の教育などにより発生を予防すべきことなのだろうと思う。

胎児といえば、こんな相談もあった。

中絶をした胎児との親子関係を調べたいので、DNA鑑定を行いたいのだが、どこか胎児の解剖を行ってくれる病院はないものか、その胎児がもし息子の子供であることがはっきりすれば、補償も含めきちんと対応したいという内容だった。

しかし、たとえ医師であっても解剖資格（各種条件をクリアした後、厚生労働省が認定。その多くは法医学者、病理学者、解剖学者）のない者が死体を損壊すると、死体損壊罪に問われてしまう。法的には死体解剖保存法に基づいて解剖資格を持った医師に解剖してもらい、そこで採取した血液などをDNA鑑定するしかないのだが、結果的に、そうしたことは難しいのが現実だ。

胎児の解剖でもっとも辛《つら》いのは、亡くなった母体の中で死亡しているケースに尽きる。

妊娠中の女性が交通事故や医療事故、殺人事件で死亡した場合は、母親の胎内に入ったまま、運ばれてくる。

この世に生を受けるはずだった命……。

それを心待ちにしていた母親や家族のことを思うと、司法解剖とはいえ、やりきれなくなるときがある。

身元を取り違えられた死体

ずいぶん昔、赤ん坊の取り違え事件が多発し、産科領域では生まれたての赤ん坊の手首や足首に番号のついた輪をつけるのがあたりまえになった。

死体も赤ん坊と一緒で、しゃべることはできない。しかも、死後1週間もたてば腐敗により顔で個人識別をすることができなくなるので、同じような取り違え事故が発生することがある。

2007年8月、こんなニュースが報じられた。

遺体「兄」じゃなかった、警察ミスですでに葬式――兵庫

兵庫県警尼崎東署が、今年5月に同県尼崎市内の空き家で発見された遺体を別の男性（53）と間違え、妹（50）に引き渡していたことがわかった。

妹は約20年間行方不明だった「兄」の葬式を済ませたが、死亡したとされた男性が3か月後に大阪府内の役所で自分の死亡届が出ていることを知り、人違いが判明した。同署は2人に謝罪し、改めて遺体の身元を調べている。

同署によると、遺体は5月4日、同市戸ノ内町の空き家で、電気コードで首をつった状態で見つかった。死後半年とみられ、一部はミイラ化しており、顔や指紋は判別できなかったという。近くに住む妹が、「行方不明の兄ではないか」と名乗り出たため、同署が県警科学捜査研究所に鑑定を依頼。男性の写真と、遺体の骨格や顔つきなどを照合したところ、大きな矛盾点はなかった。遺体の身長（1メートル60）や中肉の体格、推定年齢も似ており、同署はこの男性と判断した。妹も「兄だと思う」として遺体を引き取り、葬式を済ませた。

しかし、8月上旬、大阪府内の区役所から妹に「死亡届の出ている男性が住民票を取りに来た」と連絡があり、同6日、妹が男性に会って生存を確認した。妹は「生きていて良かった」と涙ぐんだという。

同署の宇都宮健二副署長は「身元の確認を徹底し、再発防止に努めたい」と話している。

（2007・8・10　読売新聞）

このケースの場合、死後半年もたっているので、おそらく外見上は誰だか絶対にわからなかっただろう。腐敗が酷すぎて指紋は取れなかったようだが、デンタルチャート（歯科所見）は取らなかったのだろうかという疑問は残る。

肉親の「証言」があったとはいえ、身長、体格だけで身元を特定するというのは、あまりにずさんだ。まずはデンタルチャートを試し、歯形が取れないならDNA検査を行うべきだ。

とはいえ、日本には「法歯科医」と呼ばれる個人識別の専門家があまりに少なく、その上、貴重な存在であるにもかかわらず、まったく大事にされていない。こういう事件も、そうした国家の怠慢の発露に過ぎないと思う。

このケースには、もうひとつ心配な点がある。

それは、本当に自殺だったのだろうか、ということだ。

身元がわからなくなったということは、つまり、犯罪性の有無もわからなくなった、自殺かどうかもわからなくなった、ということである。

電気コードで首をつった状態で見つかったとのことだが、死後半年もたっていれば、首は外れていた可能性もある。おそらく、遺書も残っていなかったのではないか。

また、電気コードに指紋が残ってないのか、あるいは指紋を取るのを怠ったのか。

いずれにせよ、身元を明らかにした上で、あらためてその人の周囲で怪しい動きがなかったかを調べる必要があるだろう。

赤ん坊の取り違えは、今ではしっかり対策がとられるようになったが、死体の場合、国がしっかりしない限り、何も変わらないだろう。

新型コロナウイルス感染症

新型コロナウイルスの感染拡大は、日本の死因究明制度と感染症対策の脆弱さを改めて浮き彫りにした。
まずは、2021年6月に報じられた以下の記事を見てほしい。

自宅で死亡、計500人に　昨年以降、コロナ感染で――警察庁

自宅や高齢者施設などで死亡し、全国の警察が事件性の有無などを確認するために取り扱った事案のうち、新型コロナウイルス感染が確認されたケースが5月は97人で、昨年3月以降で計500人となったことが9日、警察庁のまとめで分かった。

97人の都道府県別は、大阪が最多で24人。兵庫12人、北海道と東京がそれぞれ10人だった。生前に検査で感染が判明していたのは39人で、残る58人は死後に分かった。死因別では、コロナ感染症などによる病死が87人、事故などが8人で、2人が未確定だった。

自宅や高齢者施設、宿泊施設などで見つかった人は92人で、外出先は5人だった。年代別では90代4人、80代22人、70代29人、60代18人、50代13人、40代6人、30代4人、20代1人。性別は男性61人、女性36人だった。

（2021・6・9　時事通信）

毎日発表される都道府県別の感染者数に、一喜一憂している人も多いようだが、実は、自宅での孤独死や屋外での行き倒れ、事故死、自殺など、警察が扱う変死体の中には、相当数の感染者が含まれていると推察される。

日本では自宅で亡くなった場合、死因をきちんと調べていないので、これまでの死者数も正確にカウントされているのか、疑問だ。

死体は咳やくしゃみはしない。しかし、死後も数日間は体内にウイルスが残っている場合があるので、感染を広げる危険性がある。そのため、感染の有無がはっきりしない変死体を扱う場合は注意が必要だ。

死体の場合も鼻やのどを綿棒等で拭い、それを検査すれば陰性か陽性かはわかる可能性があるので、本来はすみやかにＰＣＲ検査を実施し、それから解剖をおこなう必要がある。しかし、政府の対応は極めて鈍かった。

ウイルスに感染している変死体が発見されることは十分想定できていたはずなのに、後手後手どころか無策で、ほとんど何も対応してこなかったに等しいのだ。

たとえば、検視・検案時に行うＰＣＲ検査は、法医学教室など大学が保有する機材をうまく活用すれば実施が可能なのだが、保健所に頼ってしまったため、保健所がパンクしてしまい、多くの変死体が、ほとんど検査すらできないまま火葬場に運ばれた。

さらに解剖を行えば、心臓や肺、腎臓、肝臓など、さまざまな臓器の状態はどうだったのかまで詳しく調べることができるので、後々のウイルス対策につながる可能性も出てくるのだが、現実に感染対策を施した解剖施設が少ないことから、ほとんど解剖を行うことができなかった。

我々が日々執刀する解剖室の設備自体、ウイルスの感染防止対策が進んでいないのは悩みの種だ。一時は、解剖時に必要な防護服等の調達も十分ではなかったため、私などは、少しでも感染リスクを下げるために、電動ファンつき呼吸保護具（ＰＡＰＲ）まで自分で試作したほどだった。

今回の新型コロナウイルスは、飛沫感染と接触感染で広がるとされており、理論的には結核事例と同じような対応で解剖すればよいはずなのだが、問題は、そもそも「本当にそれでいいのか？」ということが、わかっていないことだといえるだろう。

解剖に従事する我々や変死体を扱う警察官に対するワクチン接種も、本来はもっと早くに実施されるべきだった。

「死因身元調査法」という法律の条文上では、今回のようなパンデミックと言われる事態になった場合、疑わしい変死体は解剖を実施して、正確な死因と病原体を突き止め、被害の拡大を防ぐことができるように読めるが、政府の動きを見ていると、そのような動きは全くしていなかった。

これは、死因身元調査法が議員立法で作られ、警察庁が所管したことに起因する。法文上は、議員の意見をとりいれ、死因身元調査法に基づく解剖が、公衆衛生の向上を目的とすることが明記されているにもかかわらず、所管する警察庁が、法律の解釈にあたっては、公衆衛生の向上は警察の仕事ではないということで、解剖の目的から勝手に除外してしまったためである。

そもそも、この法律を立法する段階で、法医学研究所を設置する法律とセットで立法されるべきことが議論されたにもかかわらず、法医学研究所を設置する法律は各省庁が逃げ回ったために立法されなかったせいでもある。もし、法医学研究所設置法が作られていれば、公衆衛生向上を目的とした解剖や検査については、警察庁の予算にたよらずに実施できたはずで、今回のコロナウイルスまん延で生じた死因究明の体たらくぶりは起きずに済んだはずだ。

日本でも感染症に対する事前訓練と備えが必要

日本では過去にも、ＳＡＲＳや新型インフルエンザの感染が問題になったことがある。また近年は外国人観光客の入国が急激に増加し、東京オリンピックでバイオテロ対策も考えなければならないなど、感染症の危険は高まっていたと考えられる。

諸外国では感染症や化学テロなどを想定し、かなり大規模な訓練をしているようだが、日本も今回のような事態を予想して具体的なガイドラインを作成したり、訓練等を実施したりして、いざというときのために備えておくべきだった。

例を挙げれば、エボラ出血熱などの危険な感染症にも対応できる解剖室を用意し、宇宙服のような防護服を着て解剖することも想定しておくべきなのだが、それを怠ったまま、ここまで来てしまったのだ。

結局、全てにおいて政府としての準備を怠っており、現場任せになっていたように感じている。

私は令和3年現在、東京大学と千葉大学の法医学教室で解剖を行っており、いずれの大学の解剖室も、日本の中ではある程度の感染症対策ができている方だと思うが、それでも悲しいかな、完璧には程遠い。

MERSや新型コロナウイルスのような危険な感染症が蔓延している時期は、路上で行き倒れた人の死因がまったくわからないため、解剖に従事する我々法医学者やスタッフは常に緊張を強いられる。まさに死の危険性も感じながら解剖しているのだ。

新型コロナウイルスが沈静化した後も、新種の感染症が日本に入ってくる可能性がないとは言えない。

もし、エボラ出血熱のような感染症が日本に入ってきたらどうなるのだろうか。おそらく、現状ではとても対応できないだろう。

感染症は公の問題だ。国や県がしっかり対応し、どの地域で発生しても、きちんと解剖や検査が行われるべきで、本来はそのデータが共有されなければならない。

国には、事前に最悪の事態をシミュレーションし、その場合にどうすべきか、という明確な指針を早急に作りつつ、法医学研究所を設置する法律を立法してもらいたいと思う。

さまざまな死を見つめて

労災死の疑いのある遺体を行政解剖する依頼があった。

なぜ司法解剖ではないのか非常に不思議だったが、労災の疑いがある場合、これまでの判例上、刑事事件（業務上過失致死）で起訴したことがないらしい。それだけの理由で、現在は刑事面では問題にならないことになっているようだ。

しかし、悪質な労災事例が発生し、一度そうした件が刑事で起訴されると、おそらく労災も司法解剖の対象となりうるのだろう。

それにしても、今そこにある事例が、そうしたきわめて悪質な事例ではないと、なぜ初動段階で言い切れるのだろうか。

たとえば、投身自殺や服毒自殺、首つり自殺など、自殺の疑いがある死も、ほとんどのケースで他殺の疑いもぬぐい切れないはずだ。

遺書は、脅迫により書かされたものではないのか？

部屋に施錠されていても、別の部屋から出ることが本当にできないのか？

そもそも自殺が、他人から強要されたものではないのか？

背景にいじめがあり、睡眠が取れていないといった身体的な問題が背景になかったのか？

遺体から睡眠薬が検出されれば、それはどこから入手したのか？

また、甲状腺の萎縮や末期がんなど、臓器の異状があれば、それが原因でうつ状態になりやすかった可能性も示唆され、周囲の関係者が不必要に心を痛めることもなくなるかもしれない。

とにかく、さまざまな可能性を考慮すれば、安易に自殺と断定すべきではないと思う。ましてや、遺体の解剖は重要な証拠保全だ。解剖により、見た目ではわからない暴行の形跡などが見つかれば、話は一変するだろう。

同じようなことが、焼死体や水死体にもいえる。

火事場で死んだといっても、放火で死ねば殺人で、寝タバコで死んだら事故。それなのに、焼死体が司法解剖される地域とされない地域がある。

また、最近の夏は地球温暖化の影響で猛暑日が多く、大変な数の水死事故が発生しているようだが、法医学的には「水死」という死因はないので、報道を目にしても、溺死なのか心臓麻痺なのかがよくわからない。おそらく、水の中で死んだことの総称なのだろうが、こんな状態では国として、国民が水死しないための対策も練りようがない。

もちろん、水死の中には誰かに溺れさせられて殺されるケースも混ざっているはずだが、この場合も司法解剖していないとどうしようもない。あとになって犯罪の可能性が出てきても、犯人は「心臓麻痺だった」と言い逃れることができてしまうのだ。

いろいろ考えれば考えるほど、初動段階の表面的な検視だけで「犯罪性の有無」を判断する日本の死因究明システムのおかしさを、何とかしなければならないと焦るばかりだ。

第7章
医療事故死はどう扱われていくのか

法医学会が作成した「異状死ガイドライン」

「我々は患者さんを助けるために仕事をしている。その結果として、ときには合併症などで患者さんが亡くなってしまうこともある。それをすべて警察に届け出て調べてもらうことなんて信じられない。なぜなら、警察は犯罪者を見つけるための機関だし、実際、司法解剖は犯罪に関係のある死体ばかり解剖しているでしょう。警察なんかに届け出て、我々のように患者の命を救うために医療に携わっている者が、犯罪者扱いされるのは絶対に嫌だ。交通事故と一緒にしないで欲しい」

外科系の先生と話すと、このような意見を多くうかがう。

一方、医療過誤で家族を亡くした遺族側の意見を報道などで見ていると、彼らは彼らで、医療界の隠蔽体質に対してかなりの不信感を抱いているようだ。

いったいなぜこんなことになったのだろう。

そもそもの話は、1994年、日本法医学会による「異状死ガイドライン」の作成にさかのぼる。

医療事故や交通事故、他殺などで脳死状態となった被害者が、脳死判定後、警察に届け出られることなく臓器を取り出されてしまうと、不本意な原因で死に至ったにもかかわらず、臓器取り出しとその後の火葬により大切な証拠が隠滅され、加害者の責任が問えなくなってしまうおそれがある。

このガイドラインは、そうした理不尽な事態を予防するために作り出されたもので、臓器移植を行う際に臓器提供者（ドナー）となる患者さん（多くは交通事故などで死亡した方）の権利を守ることが目的で作られたものだ。

作成にあたった法医学会は、諸外国の捜査機関に届け出られている「異状死」の定義を見習って、日本においても「明らかな病死」以外のすべての死を異状死として定義づけた。

異状死ガイドラインの前文には、こう記されている。

『医師法21条に「医師は、死体又は妊娠4カ月以上の死産児を検案して異状があると認めたときは、24時間以内に所轄警察署に届け出なければならない」と規定されている。

これは、明治時代の医師法にほとんど同文の規定がなされて以来、第2次大戦中の国民医療法をへて現在の医師法に至るまで、そのまま踏襲されてきている条文である。

立法の当初の趣旨はおそらく犯罪の発見と公安の維持を目的としたものであったと考えられる。しかし社会生活の多様化・複雑化にともない、人権擁護、公衆衛生、衛生行政、社会保障、労災保険、生命保険、その他にかかわる問題が重要とされなければならない現在、異状死の解釈もかなり広義でなければならなくなっている。基本的には、病気になり診療を受けつつ、診断されているその病気で死亡することが「ふつうの死」であり、これ以外は異状死と考えられる。しかし明確な定義がないため、実際にはしばしば異状死の届け出について混乱が生じている。そこでわが国の現状を踏まえ、届け出るべき「異状死」とは何か、具体的ガイドラインとして提示する。』

これを読めばわかるように、法医学会は、従来の「犯罪発見の端緒」としての異状死届出という概念は時代遅れであり、今後は社会の安全・安心と人権擁護のために、広い概念の異状死を届け出るべきだと主張している。

当時は、法医学会の異状死ガイドラインが移植医療を推進する方向で働いたこともあり、臨床医からも歓迎されたようだ。

臨床医の苦悩

しかし、1999年に発生した都立広尾病院事件により、事態は一変する。

この事件は、入院中の患者さんの静脈に消毒薬を誤って点滴し、患者さんが死亡したというものだが、病院の医師は警察に異状死届出をせず、死因を「病死」とし大問題となった。

結果的にこの医師は、医師法21条（異状死届け出義務）違反と業務上過失致死容疑で逮捕、起訴され、その後、有罪が決定している。

医師法21条違反が適用された初めての逮捕であったので、医療界を騒然とさせた。

法医学会の異状死ガイドラインに従えば、医療事故で死亡した疑いのある事例は、過失の有無に関わらずすべて警察に届け出るべきことになるのだが、

「患者を助けようと思って行った医療行為なのに、警察に届け出るなんて、それではまるで犯罪者扱いだ」

という、医師側の大反発を招くことにもなった。

この議論にさらに拍車をかけたのが、2004年の福島県立大野病院事件だった。

この事件は、癒着胎盤の妊婦さんのお産を帝王切開で行ったのだが、その際に癒着胎盤をはがしてしまい、大出血が発生。結果的に妊婦さんが亡くなった。

こちらのケースも、医師が異状死届出をしなかったために、医師法違反と業務上過失致死で医師が逮捕、起訴された。

こうした事件をきっかけに、

「医師が逮捕されるのは、法医学会が変なガイドラインを作ったせいだ」

と、法医学会を露骨に非難する医学会の偉方先生も現れ始めたのだ。

しかし、私たち法医学者から一連の動きを見ていると、臨床医も、そして遺族も、現行制度の被害者に思える。

法医学会の掲げる理想と国民の権利意識の増大に、現行の古い制度が追いつけなくなっているのだ。

その点に関して私の意見を述べてみたいと思う。

病院で患者さんが亡くなった場合、病理解剖が実施されることがある。しかし病理解剖は、ある患者さんが、ある病気で亡くなった場合、その病気についての研究・教育を行うことを目的とした解剖である。

ベッドの柵に首を挟んだとか、薬物の過量投与や検体の取り違えなど、病気以外の原因で亡くなったことを想定しておらず、元来、裁判などの紛争に耐えうるだけの証拠保全を目的とした解剖ではない。そのため、頭頸部や背面、四肢を解剖しないなど、解剖での検索部位が不十分だったり、薬物検査やＤＮＡ検査などを実施できなかったりするという大きな欠点がある。つまり、医療過誤の際に行う解剖としては、病院や医師にとってはメリットがあっても、遺族や裁判所、捜査当局からの信用を得られない。

さらには、一般に病理医とは顕微鏡を用いた組織診断や、病態の研究を主な仕事としている医師がほとんどを占め、解剖を専門的に行う病理医はまず存在しない。多くの病理学教室の教授は長年自分で執刀していないということからもそれはわかる。

また、病理解剖を実施することが、自身の業績とならなくなってきた昨今、そのモチベーションが下がっているという。そのため、世界的に病理解剖は減少傾向にあり、それに対応して法医解剖が増加しているのが実情である。

だが日本の場合、法医解剖がそれに見合って増えているとはいえないため、真実を究明して欲しいと思う遺族の感情が蔑ろにされるようになってきた。これは、死因究明に関して怠慢であった医療行政、警察行政双方の責任であろう。

そもそも、法医学会の作成した「異状死ガイドライン」は、死因究明制度が充実した先進国の真似をして作られたのだが、逆に言えば、真の先進国でのみ運営可能なガイドラインともいえる。モデルとなった多くの国では、昨今、医療関連死を含め異状死として届け出されたほとんどの死体が、犯罪性の有無に関わらず、捜査機関の実施する司法解剖にまわされ、死因が究明されている。

そして、解剖によって得られた情報は柔軟に開示され、その結果が事故や流行病対策、ひいては社会の安全や安心、死者や遺族の権利維持のために役立てられているのだ。

一方、日本ではせっかくこのガイドラインに従って届け出ても、そのほとんどが警察によって「犯罪性なし」と判断され、火葬場に直行するだけ。遺族が解剖して欲しいと思っても、解剖さえしてもらえないのが現実だ。

仮に「犯罪の疑いあり」として司法解剖されたとしても、日本の警察や検察は「捜査の秘密」を盾に、解剖結果などの情報をまるで虎の子のようにもったいぶって開示しようとしない。

法医学会の作成した「異状死ガイドライン」は未来志向であり、私たち法医学者から見れば理想論なのだが、現実には法医学会の掲げる理想を、刑事司法関係者が阻んでいる形だといっても過言ではないだろう。

日本においては、諸外国と異なり、捜査機関が犯罪死体しか司法解剖しないから、「司法解剖されることは、犯罪として捜査されることである」という思い込みを発生させ、医師が医療事故を警察に届け出て、司法解剖にまわることをためらわせているようだ。こうした医師の感情も、死因究明を担当する捜査機関が未熟であるがゆえに発生していると見ることができる。

死因情報の非開示は火に油を注ぐ

繰り返しになるが、日本の死因究明制度に横たわる大きな問題の一つは、死因についての情報が十分に開示されないことにある。

せっかく解剖を行っても、その結果についてほとんど説明されないまま遺族は放置されてしまうので、そういう部分においても、日本人の解剖嫌いが促進されているような気がしてならない。

また、医療関連死の事案が捜査・調査される場合、警察官や検事は、医師側の過失の有無について「専門の臨床医」に相談に行ってはいるものの、医療に関する体系的なコンサルテーションシステムを持たないので、手狭なコネクションから数名の専門医を探し出し、そこに相談した結果のみから、逮捕、起訴を決定せざるを得なくなっている。

しかも、どの専門医にどんなことを相談したのかに関しては「捜査情報」なので、裁判まで非開示。医師にとっては不透明な手続きで医療過誤と判断される恐れがあり、警察・検察に対する不安や不信感はさらに掻き立てられてしまう。

また、解剖結果などの情報の非開示により、遺族、病院双方で示談をしようと思っても、事実認定がされないままなので折り合いもつかないし、謝罪したくても、謝罪できなくなっているようだ。

そして結果的に、遺族側は情報開示を求めるために、刑事告発せざるをえないという現象が起こる。

ある意味、今の捜査関係者の対応は、自分で火に油を注いでおきながら、その火を消すのは自分だといわんばかりの対応にも見えるが、そのくせ、確実に検察が勝てない事例は起訴しないという運営がされるので、多くは不起訴となってしまう。そうなってしまうと、捜査で出てきた情報の多くは永遠に闇の中だ。

これでは「真実を知りたい」と願う遺族はたまったものではない。

情報開示についての問題は、医療事故だけではなく、交通事故死、災害死、労災死などでも発生しており、本来は包括的に解決されるべき問題だ。

死因情報が開示されなければ、たとえば一酸化炭素中毒で亡くなっていても、それが今後の対策に生かされることなく、パロマ事件のような悲劇が今後も続くのだ。

一方、他の先進国でも、日本と同様に異状死は捜査機関に届け出ることになっている。しかし、死因の捜査・調査を行う機関が日本より成熟しており、死因に関わる情報の開示もスムーズだ。開示された情報から真相を知れば、医師、遺族とも示談に持ち込みやすいし、仮に示談が不成立になっても、民事訴訟のみで真相究明が果たされるわけである。

つまり、進んだ情報開示により、刑事訴訟に対するニーズが下がっているといえるだろう。以前、フィンランド・ツルク大学法医学教室のペッカ・サウコ教授と会う機会があった。サウコ教授から聞いたところ、フィンランドでは、解剖後の鑑定書を法医学教室から遺族に直接渡しているとのことだった。

日本では警察・検察が絶対に許さないことが、他の国ではできている。

私が感心していると、サウコ教授は逆に驚いたような表情でこう言った。

「日本では情報を開示できないだって？　いったい何のための司法解剖なんだ？　それじゃ司法解剖の本来の目的が達成できないから、解剖しても意味ないだろう。日本政府は何をやってるの」

その言葉を聞き、私は日本人として恥ずかしい限りだった。

捜査結果を開示しないということは、結果的に、警察・検察にとっては自分たちのミス隠しに大いに役立っているようだが、隠蔽体質は、むしろ医療界以上に刑事司法の世界に潜んでいるように思えて仕方がない。

人の死因に関わる情報くらいは、他の国のように柔軟に開示してもいいのではないか。まずはそこから、すべての改革が始まるような気がしている。

厚生労働省に泣きついた医療界

さて、こうした経緯もあって、「警察に捜査をして欲しくない」という医療界の希望はさらに高まり、ついに政府に泣きついたところ、厚生労働省が腰を上げることになった。

２００７年3月、厚生労働省が診療行為に関連した死亡にかかる死因究明のあり方についての素案を発表。刑事手続きに先行して、第三者機関が調査を実施し、民事手続きや行政処分に関する手続きを行い、その部分に医療関係者を関与させ、調査結果も開示して、事故の予防策に役立てるという内容が盛り込まれた。

しかし、こうした厚生労働省の動きには、懸念すべき点もある。

厚生労働省は、警察庁、法務省関連のことには口を出せない。刑事手続きの整備は考えられていないので、今後も未熟な捜査機関が場合によっては医療過誤事例に介入し、刑事判断をしたり、情報を非開示にしたりすることに変わりはないであろうことが予想される。

たとえば、安楽死などの故意的な事例、医療事故以外の事故・犯罪の症例に医療事故が重なったような事例（たとえば交通事故による下肢の骨折の手術中に肺塞栓で死亡したケースなど）では、警察が関与し、司法解剖にまわる事例はなくせないと予想されるが、そうなった場合の情報開示と事故対策はされないまま取り残されるだろう。

また、医師が医療事故についての届け出を忘れ、後になって遺族が告発したようなケースでは、届出義務違反での捜査当局の介入は可能である。

その場合、捜査の結果得られた医療関係者の供述などの情報は開示されず、警察や検察がどの専門医に相談したのかなど、刑事的判断に至った根拠も医師にとって不透明なままとなり、捜査に対する医師の疑心暗鬼はなくならないだろう。

さらに、現在の縦割り行政の下、司法解剖・行政解剖・承諾解剖・医療承諾解剖（医療関連死の解剖）という四重標準が作られるのも問題である。

いずれの解剖も、証拠保全を目的に実施する解剖であることに変わりはないのだが、逆に言えば、諸外国のようにすべて「法医解剖」と位置付け、1カ所で集約して実施することもできるはずだ。そのほうが人材育成の面でも有益だといえるだろう。

もし4つの種類の解剖を、あるときは大学法医学教室、あるときは大学病理学教室、または監察医務院、各病院の病理部といったように、別々の場所で副業的に実施されると、これまでの司法・行政解剖と同様に、場当たり的な運営が行われ、死因究明のための解剖を専門的に行う医師や、薬物検査などを担当する検査技師を養成することができなくなる。そして、病院での病理診断のような各部局での日常業務にとっても支障となる可能性が大だ。

しかも、投薬ミスや、検体取り違えなどに伴う医療過誤疑い事例が各病院病理部で解剖された場合、薬物の分析や、ＤＮＡ検査なども必要になる場合があるが、各病院の病理部ではこうした検査を行うことができない。

このように、医療事故に関する死因究明の部分だけを姑息的に修正しようとしても、場合によっては、いくつかの問題が悪化することもありえる。

また、交通事故、過労死、労災など、医療事故以外の不慮の事故事例に関しては、情報開示や対策面で何も考慮されないまま置き去りにされてしまう。これは、公平に税金を払っている国民にとって、裏切り行為といえるだろう。

私の個人的意見としては、そもそも刑事司法の異常さや未熟さが原因で発生している問題について、厚生労働省に泣きついてみたところで何も変わらないだろうし、かえって混乱するだけだと思っている。警察・検察の未熟ぶりが原因で問題が発生しているのなら、その未熟ぶりを正すことが一番の選択肢であるはずだ。

この問題に真剣に向き合うなら、まずは法務省、警察庁を交えた議論が不可欠なのだ。

将来の取り組みのあり方

ある死体を目の前にしたとき、初動段階で「医療事故」「交通事故死」「虐待死」……といったように区分し、それぞれについて、医療事故調査委員会、交通事故調査委員会、虐待調査委員会などを設置して調査させるというのは、法医学者から見るとよい制度設計とは思えない。

一人の人間の死には病気、事故、犯罪、環境など様々な要因が重なり合って関与しているのが現実であり、初動段階でそれをいずれかに区分けることはまったく意味を持たないナンセンスなことなのだ。

そもそも、このように区分けされてしまうと、各部署が「自分に関係がない」とした事例については死因が調査されず、事故の再発防止対策も立てられずに切り捨てられてしまうだろう。また、各部署によって解剖の種類も手順も異なり、費用負担者も異なるというのでは、縦割り行政の下で解剖制度の発展は望めない。

むしろ、今求められているのは、捜査・調査を担当する機関を成熟させることだと思う。

日本の刑事司法は、犯罪だけを見つけ出すために解剖を利用しようとした結果、犯罪を見逃すパラドックスを生みだした。それと同じように、医療過誤だけを見つけ出して解剖しようとすれば、医療過誤を見逃すパラドックスが発生するだろう。

それを防ぐためにも、諸外国の「検死局」のような機関として一本化し、そこに、犯罪発見だけにとらわれない死因究明を行うことを義務付け、情報も柔軟に開示させ、さらには遺族に対する対応、ケアもしっかりさせることが必要だろう。

また、医学的検査機関については、西欧諸国にある法医学研究所のようなものを設置して、そこで死因究明のため解剖や薬物検査・画像検査・DNA検査などの医学的検査を集約して実施し、また、そうした仕事を専門的に行う質の高い専門医（法医病理学者）、歯科医、中毒学者などの関係者を養成していく必要がある。

死者から得られた情報を、生きている国民の安全・安心のために活用しようとするのであれば、多くの先進国のような体系的な検死制度、死因究明制度を設置することが求められているし、それなしでは、死因調査の結果を事故対策に用いることは難しいだろう。

しかしながら現在、医療関連死に関しては、医療事故だけを別枠で扱おうとする動きが主流のようだ。一連の流れを見ていると、多額の税金を使うだけ使って、結局は複雑怪奇なシステムを作ってきそうで心配だ。

不完全な制度を複数作るより、他の先進国のようにしっかりした制度を一つ作ったほうが、犯罪や事故を見逃すパラドックスに陥らないし、税金の無駄使いにならないと思う。

少し込み入った話になってしまったが、1994年に法医学会が作成した「異状死ガイドライン」をめぐっては、臨床医と法医学者の間に「溝」が生まれ、そして現在に至っていることはわかっていただけたかと思う。

人の命を大事にすることが医師の仕事であるからこそ、法医学者と臨床医らが「医師」として互いに協力し、死から生を学ぶ制度改革を進めていくことが必要だと私は思っている。

第8章
日本の「死因統計」は信用できるか

死因はすべて「心不全」の謎

まずは、184ページのペーパーを見てほしい。

これは、警察から死体検案を嘱託されている検案医（開業医）が、平成17年の4月から5月にかけて行った25体分の検案結果についてまとめたものだ。

法医学会の「認定医委員会」の委員でもある私は、死体検案業務を行っている全国各地の医師たちを審査する立場でもあるのだが、この書類を見たときには、その豪快さに驚かされた。

もちろん、お手本になるような内容なら現物をそのまま公開したいところだが、私たちから見るとあまりにもヤバイ内容であるため、遺族やこの地域に在住している人たちのショックを考え、あえて個人や地域が特定できないように加工してみた。

いかがだろうか――。

まず「死因」の欄に、「心機能不全」の文字がこれでもかと並んでいるのがわかる。

この医師は、1枚の報告書に記入された25体中、なんと4体の明らかな「縊死《いし》」（首つりによる死亡）をのぞき、他のすべての死因を「心機能不全（心不全）」と診断しているのだ。

つまり、某県某市のある地域では、首つり以外の変死者の死因は、すべて「心不全」だったわけだが、はたして脳血管疾患や事故、中毒による死者は本当に一人もいなかったといえるのだろうか。別の医師がまとめた検案結果（185ページ）と比較すると、その差がよくわかるだろう。

ただ、この医師の死因診断はおかしいと非難できるかといえば、それもできない。心疾患で死亡する方は数割程度いるので、確率的にはこの中の数体は「心不全」で正解だろう。

一方、仮に脳出血などの死因を適当に散りばめたとしても、同じように正解は数割か、それ以下に落ちると思われる。

結局、解剖やCTなどの医学検査なしで死因を診断せざるを得ない今の制度がある以上、正解となる死因など誰にもわからないわけで、このように全部「心不全」とするのがいいのか、適当に診断名を散らばらせるのがいいのか、どちらがいいとも言えないのだ。

大学入試などのマークシート試験でわからない問題があるとき、鉛筆を転がして出た数に番号をつけるやり方もあれば、最初から1番にマークすると決めておくやり方もあるが、この先生は、後者のやり方でやろうと決めているというだけの話だ。

ここまでいくと、潔いとさえ言える。

変死体が発見されると、各警察はその死体が犯罪に起因するものかどうかを判断するため、「検視」を行う。そのとき警察官は、死因、死亡時刻、異常の有無などにつき、医学的検知からの判断を求めるため、近隣病院の医師（多くは開業医）に検案を依頼してくる。

検案結果もふまえ「犯罪性なし」と判断されたら、検案を行った医師が自ら「死体検案書」（もしくは「死亡診断書」）に死因を明記し、検視・検案業務は終了する。

（様式２－１）

死体検案経験例一覧（30例以上）

更新申請時から遡って5年以内の経験例（30例以上）を記載すること

NO.	年 月	検案実施地	検案番号	年齢	性	死 因
1	17.5.14			91	男	心機能不全
2	17.5.11			62	男	心機能不全
3	17.5.10			80	女	心機能不全
4	17.5.10			38	男	縊死
5	17.5. 9			81	男	心機能不全
6	17.5. 8			79	男	心機能不全
7	17.5 .5			19	女	心機能不全
8	17.5. 5			90	女	心機能不全
9	17.5. 2			69	男	心機能不全
10	17.4.30			85	女	心機能不全
11	17.4.30			80	女	心機能不全
12	17.4.29			49	女	心機能不全
13	17.4.27			89	男	心機能不全
14	17.4.25			62	男	縊死
15	17.4.25			83	男	心機能不全
16	17.4.24			89	男	心機能不全
17	17.4.22			72	女	心機能不全
18	17.4.21			63	男	心機能不全
19	17.4.20			90	男	心機能不全
20	17.4.18			70	女	縊死
21	17.4.16			83	男	心機能不全
22	17.4.11			62	女	縊死
23	17.4.10			76	女	心機能不全
24	17.4. 9			74	男	心機能不全
25	17.4. 9			64	女	心機能不全

氏名	●●●●●

註 1. 検案実施地欄には死体検案を行った都道府県および市町村名を記入する。
2. 検案（剖検）番号欄には、検案の場合は各自の整理番号等があればそれを記入すること
3. 死体検案経験例一覧には規定例数以上が記載されていればよく、死体検案認定医更新申請書に記載された例数と一致している必要はない。

（様式２－１）

死体検案経験例一覧(30例以上)

更新申請時から遡って5年以内の経験例(30例以上)を記載すること

Page 1

NO.	年 月	検案実施地	検案番号	年齢	性	死 因
1	2001年7月			32	男	縊死
2	7月			43	男	溺死
3	7月			59	男	吐下血による失血死
4	7月			62	男	虚血性心疾患急性増悪
5	7月			60	女	虚血性心疾患急性増悪
6	7月			36	女	失血死
7	7月			74	男	不詳
8	7月			55	男	虚血性心疾患急性増悪
9	7月			54	男	焼死
10	7月			65	女	吐血による失血死
11	7月			72	女	虚血性心疾患急性増悪
12	7月			69	男	吐血による失血死
13	8月			73	女	虚血性心疾患急性増悪
14	8月			67	男	虚血性心疾患
15	8月			69	男	虚血性心疾患急性増悪
16	8月			84	男	虚血性心疾患（推定）
17	8月			86	女	老衰
18	8月			37	男	肺炎（推定）
19	8月			77	男	虚血性心疾患急性増悪
20	9月			77	女	縊死
21	9月			58	女	溺死
22	9月			57	女	急性心臓死
23	9月			41	男	多発性交通外傷
24	9月			28	男	縊死
25	9月			43	女	不詳

氏名	●●●●●

註 1. 検案実施地欄には死体検案を行った都道府県および市町村名を記入する。
2. 検案(剖検)番号欄には、検案の場合は各自の整理番号等があればそれを記入すること
3. 死体検案経験例一覧には規定例数以上が記載されていればよく、死体検案認定医更新申請書に記載された例数と一致している必要はない。

遺族はその書類とともに死亡届を出し、死者は戸籍から正式に抹消されるわけだ。

ちなみに、国から検案医へ検案に関わる費用は支払われていない。当然ながら、CT検査や薬毒物検査などを行うことは不可能で、見た目だけからの当て推量で診断せざるを得ない。

各医師は検案書の作成料を遺族に請求することで補っているが、この文書料も病院によって、数万円から数十万円とまちまち。請求される側の遺族は、他と比較できないため、なんの疑問も持たずに、請求されたままの金額を支払っているのが現状だ。

一方、検視の段階で犯罪性が疑われる場合は、裁判所から令状を取って司法解剖にまわされ、最終的に執刀した法医学者が死因を判断することになるわけだが、日本の場合、司法解剖までされるのは警察取扱い死体のわずか10％にすぎない。

大半の死体は、検案医や警察嘱託医と呼ばれる地元の医師たちが、外表のみの検案で死因を決定しているのだ。

信用できなかった「死因統計」

「死体検案書」（もしくは「死亡診断書」）には、「死因の種類」として、次の様な区分がされ、そのいずれかに○をつけることになっている。

私たちはいつか必ず死を迎えるわけだが、その「死因」は、以下のいずれかの種類に振り分けられるということだ。

●病死及び自然死

1．病死及び自然死＝疾病、老衰

●外因死―不慮の外因死＝明らかな事故・災害・過失の場合

2．交通事故＝交通機関（車、鉄道、飛行機、船など）による死
3．転倒・転落＝同一平面上での転倒、高いところからの転落
4．溺水＝溺死。ただし水上交通機関の事故によるものは（2）交通事故になる
5．煙、火災及び火焔による障害＝火災による死
（火災現場で被った火傷、CO中毒、窒息、物の落下などによる死を含む）
6．窒息＝頚部・胸部の圧迫、気道閉塞、気道内異物等による死
7．中毒＝薬毒物との接触、服用、注射等による死
8．その他＝熱射病、凍死、潜函病、感電、機械による事故、落下物による事故、落雷、地震など（2〜7にあてはまらないもの）

●外因死―その他の外因死＝自他殺または不詳

9．自殺＝死者自身の行為に基づく死（手段・方法は問わない）

10．他殺＝他人による加害、あるいはその後遺症による死

11．その他及び不詳の外因＝刑死・戦死の場合、不慮の外因死か自他殺か判別できない場合（溺死や焼死の場合、入水した原因や火災発生の原因は医学的には判定できない場合が多いので、死因の種類は4や5よりは11にしたほうが無難）

●その他

12．不詳の死＝病死か外因死か全く不詳の場合（白骨死体など）

↓「その他特に付言すべきことがら」欄に詳細を記入する

現在使われている「死体検案書」（死亡診断書）は、1995年1月1日から書式が変更されて新しくなり、現在に至っている。

当時の厚生省は、書式の変更に合わせて「心不全」や「呼吸不全」といった、いわば当たり前の死因を記載しないよう検案医に指導を行った。

死ぬときは誰しも最後の最後に心臓や呼吸が止まる。つまり、心不全や呼吸不全を「死因」とするのではなく、心臓や呼吸が止まるに至った原因を「死因」として明記するように、という内容だ。

この指導の効果は、いい意味でも悪い意味でも、てきめんだった。「死体検案書」の書式が新しくなったこの年、日本の三大死因の2位と3位が突如入れ替わるという現象が起きてしまったのだ。

ちなみに、1994年までは、

1位　悪性新生物（ガンなど）
2位　心疾患
3位　脳血管疾患

だったが、1995年を境に、

1位　悪性新生物（ガンなど）
2位　脳血管疾患
3位　心疾患

となり、脳血管疾患が心疾患を追い抜いたのだ。

厚生省の指導ひとつで「心不全」が激減し、その結果、日本では「脳疾患」で死ぬ人の割合が増え、結果的に「死因統計」という重要なデータまで塗り変わってしまうのだから、これまでいかに根拠なく死因を「心不全」にされてきた人が多いかがわかるというものだ。

厚生省がこうした指導を行うきっかけとなったのは、神戸大学の調査がきっかけだったようだ。以下の記事をあらためて読むと、当時から死亡診断書や死体検案書に「心不全」と書く医者が多かったこと、その結果、死因統計が国際的にまったく信用できないことが問題になっていたこと、そしてこれまで日本という国が、死因究明においていかに抜本的な改革を避けてきたかがよくわかる。

やはり日本という国はとんでもない国だ。

多い心不全死、ホント？　国の死因統計に疑問　神戸大チーム——大阪

日本人の循環器系死因のなかで多いといわれている「心不全」について、神戸大医学部の溝井泰彦・前教授（法医学、現大阪医科大教授）のチームが追跡調査した結果、監察医制度がない地域で心不全が突出しており、原因不明の場合、ほとんどが急性心不全で処理されている疑いが強い——などの事実が明らかになった。以前から医療関係者の間で「欧米に比べて日本では心不全が異常に多く、原因不明死の逃げ道になっている」との指摘があったが、系統的に解明した研究は初めて。同チームは「国の死

因統計が誤っている可能性が強い」として、全国規模の調査を計画しており、結果次第では、医療の基礎となる死因統計が揺らぐ恐れが出て来た。

調査は１９８６年から３年間、病院にかからずに突然死したケースなど、警察への届け出が義務づけられている死体（不自然死体）の死因について、監察医が置かれている神戸市（北区など一部を除く）とその他の兵庫県下で実施した。86年の場合だと、２６９５例を調査、その結果、全病死の中で心不全が占める割合は監察医地域で２％に過ぎなかったのが、県下では59％に達した。

循環器系病死に限ると、心不全は、監察医地域が４％、県下は70％。心筋梗塞（こうそく）、狭心症などの「虚血性心疾患」は監察医地域で50％なのに、県下では９％だけだった。この傾向は、３年間変わらなかった。

また、県下の死体検案書に、「急性心不全」とだけ書かれた例が極めて多いことのほか、「薬物中毒なのに、薬物名がない」「解剖例にしかないはずの診断名が、解剖なしで書かれている」などの不正確な記載がかなり交じっていることを確認した。

「心不全が便宜的に『病名』として使われている。食生活の違いから心筋梗塞など虚血性心疾患による死亡が少ないとされてきた日本の『特徴』は、誤りではないか」と結論づけている。

日本の心臓病による死亡は年々増え、がんに次いで２位、全体の２割近くになっており、その7割近くを心不全が占める。

溝井教授は「監察医制度は、7都市から5都市に縮小された。死因解明が医療の基礎となるというのに、逆行している。一般の病死でも死亡診断書の記載には心不全が多い。臨床医の死因に対する認識が不足しているのでは」と指摘。今後、東京、大阪なども調査する考えだ。

厚生省統計情報部の松栄達朗・人口動態統計課長の話　日本の死因統計のなかで心不全が多いことに対する疑問は承知しており、参考にさせてもらう。しかし、神戸市のデータを欧米と比較しただけではなんともいえない。

便利なため使いがち　横山英世・日本大医学部講師（公衆衛生学）の話

心臓病死が増えているのに、統計の上で虚血性心疾患による死亡が横ばいか、むしろ低下しているのは、医療上の問題とされてきた。神戸大チームの監察医地域の死因分析は、大変貴重だ。原因不明の病死を心不全にする傾向は、埼玉県北部の開業医を対象に行った私らの意識調査でもはっきり認められた。「あいまいな概念で便利」「遺族に受け入れられやすい」などの理由を挙げる医師が多く、我が国の死因統計の精度に重大な偏りを生む原因になっていると思われる。さらに広範囲の分析を期待したい。

（1990・12・4　朝日新聞）

結局、死体検案時に解剖やＣＴ検査などの科学的検査をしっかりしていないことが諸悪の根源なのだが、１９９５年当時、厚生省がしたことは「心不全と書かないように」との指導だけ。神戸大の取り組みを伝える報道を見ても、問題の根幹は、あれから26年経った今も何も変わっていない。いや、変わっていないどころか、最近ではこの通達を忘れてしまった検案医が増えているように思えてならない。

「認定医委員会」の委員という立場でありながら、こうした検案をとがめることも、指導することもできないのは心苦しい限りだが、そんな悩みを知ってか知らずか、こうした医師らは、今日もどこかの町で死体検案を続けているのだ。

とはいえ、私は現場で変死体に向かう検案医のこうした診断を糾弾するつもりは毛頭ない。

彼らは私たちのように、法医学を専門にする医師ではなく、内科や外科など一般の臨床医だ。もちろん、死体の検案においてはどの科の医師でも、医師としてきちんとした意見を警察に述べるべきなのだが、きちんとした診断をしたくても、実際にはなんの検査手段も与えられていない。つまり、医師としての適切な判断能力を発揮する術もないまま、結局は警察の都合のいいように「死体検案書」を書かされているのが実情なのだ。

私自身も、かつて内科医として死体検案を行ったとき、死因が特定できず悩んだ経験がある。

たとえば、腹を蹴られて死んだケースでも、腹部に外傷が残っていないことがよくあるし、頭蓋内出血なども本来はCTを撮るか、解剖しなければ絶対に判断できない。もちろん、薬毒物などが原因の場合、外見からの検査だけでは死因を特定することは不可能だ。

ところが警察は、現場の状況や関係者の供述に特段の異状が見られないときには、

「先生、犯罪性はないので、あとはなんとかよろしく」

と言ってくる。

こちらはせめてCT検査くらいはしたいのだが、その費用はどこからも出ない。で、しかたなく、死体検案書の『不詳の死』のところにマルをすると、あとで必ずと言っていいほど警察から電話がかかってきて、

「先生、これでは困るんですよ」

などと言われてしまうのだ。

そして結局、もっとも無難な『心不全』や『心筋梗塞』に修正せざるをえないということになる。

変死体が見つかったとき、できるだけ「犯罪性なし」に持っていきたがる警察の体質については、『死因究明　葬られた真実』（講談社）の中に、元警察官による以下のような興味深い体験談が掲載されている。

「あれは、私が私服でデカ部屋（刑事課の部屋）をウロウロしていたときでした。死体検案を終えた警察医が私のところに近寄ってきて、いきなりこう言うのです。『このあいだのホトケ、急

性心不全にしといてやったからな』と。おそらく、私を刑事と勘違いしたのでしょう。私は当時、刑事と同じ私服勤務でしたが、職種は公安係だったんです……。

ようするに、この警察医は、我々警察側がホトケの死因に事件性がないことを期待していることをよく知っており、警察の期待に応えたのです。部署が違う私には、その遺体の死因が、本当に急性心不全だったのか、それとも他殺だったのか自殺だったのか、知るよしもありません。しかしあのとき、警察医が警察官である私に恩を着せようとしたことは間違いのない事実です。この短い会話は、まだ若かった私に、『警察とはそんなところか……』という疑問を強く抱かせるようになったきっかけのひとつでした」（元警視庁警察官・犀川博正氏）

おそらく、検案に携わる多くの医師が、きちんとした医学的検査も解剖もできずに、警察にうまく誘導され、またあるときは警察に恩を売りながら、良心の呵責を感じつつ検案書を書かされているのが実情ではないだろうか。

そして、一般市民は、まさか死体検案の裏側でこんなやり取りが繰り広げられていることなど想像もせず、受け取った「死体検案書」を真実だと信じているのだ。

では、現場で変死体の検案を行っている医師たちは、この現状をどうみているのだろう。

外表のみの検案では、頭部や腹部の損傷、また薬毒物中毒を見抜くことは難しく、正しい「死因」を見逃す危険性も高い。そんな中、人ひとりの「死因」を判断することに不安はないのだろうか。

もし、中毒や感染症を見逃してしまうと、被害が拡大する恐れがある。

病死と事故死を取り違えると、生命保険金や傷害保険金の受け取り額に大きな影響を与えることもある。また犯罪の見逃しは、保険金殺人などのように連続で被害者を生む可能性もあり、「死因」を診断する医師の責任は重大だ。

千葉県警察嘱託医の意識調査

そこで、千葉大学法医学教室では、かつて死体検案の現状を把握するために、千葉県内の警察医にアンケートを実施したことがある。

変死体が司法解剖にまわってくるためには、警察の検視だけではなく警察医による死体検案を経なければならない。つまり、検案制度と解剖制度は切り離して考えるべきではないということだ。

さらに、検案制度について論じるには、現場で変死体と向き合い、検案書を作成する医師たちの生の声を聞くことが不可欠だった。

アンケートを実施した当時、千葉県には41の警察署があり、2006年1月時点で嘱託している警察医は115名。そのうち、85名（73・9％）から貴重な回答を得ることができた。

このアンケート結果は、私と当教室の早川睦氏、そして武市尚子氏の三名でまとめ上げ、その論文は『日本医事新報』№４３２６（２００７年３月24日号）に掲載された。

そこで、同誌に掲載されたアンケート結果のほか、興味深いデータをピックアップしながら、現状の死体検案、つまり解剖なしに行う「死因」の判断が、いかに不確かなものかを探ってみたいと思う。

回答の得られた警察医85人は全員男性で、年齢は37～89歳（平均62・８歳）、任命期間は平均13年４カ月。

警察医になったきっかけは、「医師会の推薦・依頼」（41名）、「他医の依頼」（14名）、「警察からの推薦・依頼」（５名）、「先代が警察医だった」（３名）、「警察医業務に興味があった」（２名）と続いた。

通常の勤務形態は、医師一人が単独で診療する開業医（55名）が最も多く、複数の医師が勤務する開業医（24名）、勤務医（６名）。つまり、死体検案に赴いた場合、半数以上が医院を留守にすることになる。したがって、検案を断る理由については（複数回答）、「外出中」（54・１％）、「診療を中断できない」（50・６％）が多かった。

警察医が死因を判断するために参考とする所見は、「後頭窩穿刺《こうとうかせんし》」「警察の捜査情報」「既往症」「現場状況」が特に多かったが、後頭窩穿刺で頭蓋内出血を診断したとしても、内因性か外因性かを判断するのは困難であり、既往症は受診歴がなければ判明しない。

また、警察の捜査はその場で必ずしもすべての状況を把握しているわけではなく、他の設問で、警察医の到着時に、環境捜査はすでに終わっていると回答した医師が約70%にのぼることから、遺体がそのままの状態で警察医が検分することは不可能に近いことがわかる。

つまり警察医は、実にあいまいな証拠から、変死体の死因を判断せざるをえない立場に置かれているのだ。

特に注目すべきは『外表所見のみで死因を判断することに不安はあるか?』に対する答えだ。

「大いにある」(31人)

「少しある」(47人)

つまり、なんらかの形で「不安がある」と回答した医師は91・8%。これは尋常ではない数字ではなかろうか。

また『死因不明の死体はどう扱うべきか』には、

「全例解剖すべき」(25人)

「血液検査・画像診断などを積極的に行うべき」(35人)

なんと、60%以上の医師が、現在の検案に改善を希望していることがわかった。

さらに、22名が『検視時の診断に遺族が納得しなかった経験がある』と答え、『死因を巡って保険会社とトラブルになった経験がある』警察医も15名いた。

また『遺体の内部の損傷を疑った経験』については、あると答えた医師が39人で、そのうち警察に解剖をすすめたのは20名、警察に却下されたのであきらめたのは5名だった。

そして極めつけはこの質問の回答である。
『日本の死因統計は信用できるか』。
「できない」（39名）
「わからない」（30名）
「できる」（16名）
死体検案に携わり、自ら「死体検案書」に死因を記している彼らの実に70％が、厚生労働省が取りまとめる「死因統計」の信用性に疑問を持ち、不安を抱いているというのは、なんとも皮肉な結果だ。
とにかく、警察医がこう考えている以上、私たちにできることは「死体検案書」に書かれた死因を鵜呑みにせず、火葬される前にまず疑ってかかることしかないだろう。特に「心不全」や「心筋梗塞」と診断された場合は、その根拠に関してのチェックが不可欠だ。
死因の診断結果はとても重要であることは言うまでもない。なぜならば、病死と事故死を取り違えると、生命保険金や傷害保険金の受け取り額に大きな影響を与え、遺族にとっては重大な問題になりうるし、中毒や感染症を見逃してしまうと、被害が拡大する恐れもある。
また犯罪死体と非犯罪死体を取り違えると、保険金殺人などのように連続で被害者を生む可能性もある。
いずれにしても、「死因」を診断する医師の責任は重大だ。

千葉大学法医学教室が変死体の死因判断で検視に立ち合い、検案を行う千葉県内の警察嘱託医を対象に行った調査

遺族が納得しなかった経験

ある	22
ない	63

自ら説明	14
警察が説明	7
解剖した	5
その他	1

外表所見のみで死因を判断することに不安はあるか

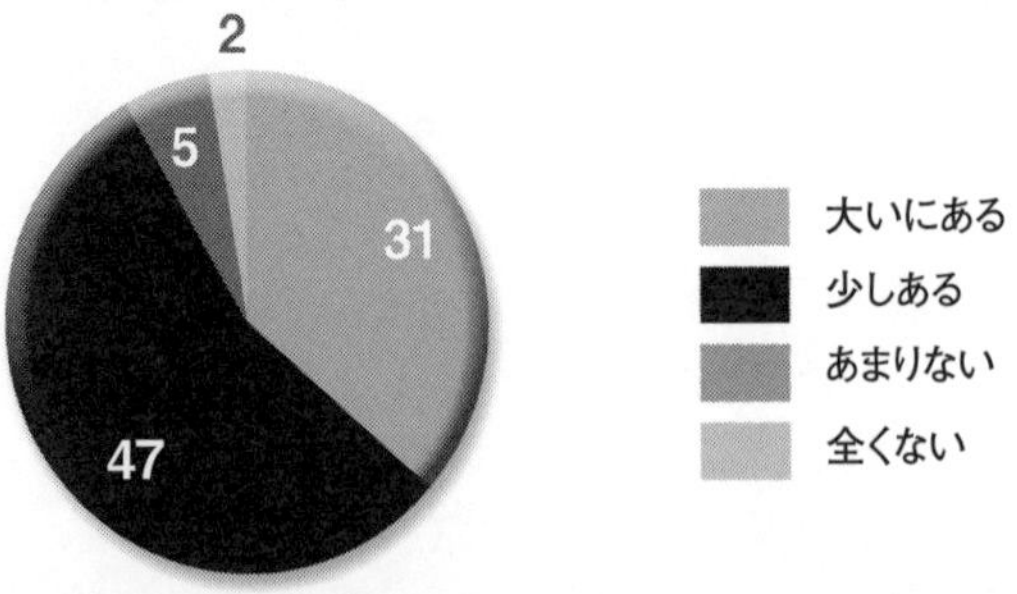

内部の損傷を疑った経験

ある	39
ない	46

解剖すすめた	20
警察却下であきらめた	5
解剖不要と自分で判断	11
その他	7

大学のCTを利用したいか

はい	75
いいえ	10

●利用したくない理由

自分のところにある	2
検案時間がよけいにかかる	2
機械が使えない・読めない	1
全例する必然性が出る	2

死因不明死体はどう扱うべきか

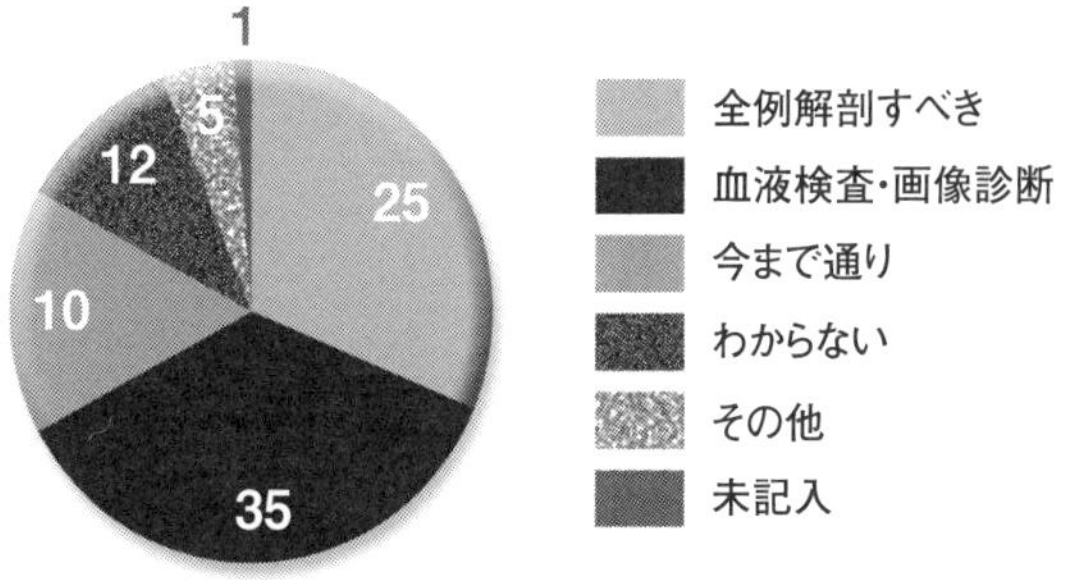

解剖要請したが警察により却下された経験

ある	14
ない	68
未記入	3

●警察から何らかの病名をつけるように要請された経験

解剖すすめた	20
警察却下であきらめた	5
解剖不要と自分で判断	11
その他	7

日本の死因統計は信用できるか

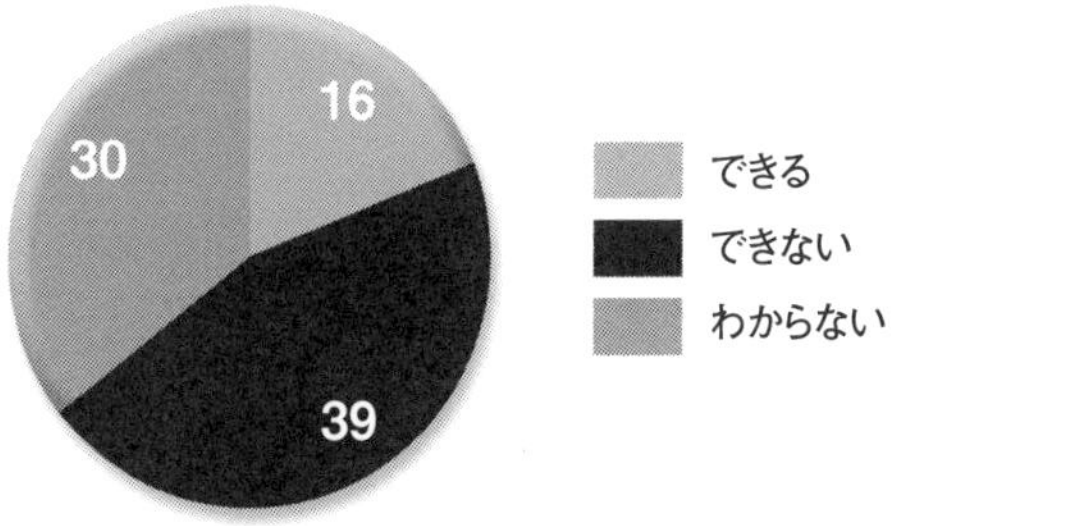

この、悲惨ともいえる現状を解消するには、五官に頼った検視や検案ではなく、法医学の専門医が解剖や血液検査を行った上で死因を判断するシステムに変えていくしかない。制度そのものを大きく変えるにはそれなりの時間がかかると思うが、だからといって放置することはできない。

死者の声をないがしろにする現在の死因究明システムがこれ以上続けば、日本は新たな社会的被害を発生させる危険性がきわめて高いだろう。そのことを、国民は今一度認識すべきときにきているはずだ。

だから私は、すべての人に言っておきたい。

「焼かれる前に語れ……」

と。

あとがき

岩瀬博太郎

法医学に関しては、これまで数々のテレビドラマや小説でも描かれてきた。しかし、そこに登場する「法医学者」や「法医学教室」、「監察医」や「検視官」のイメージは、完全な〝虚像〟といえるだろう。

本書は、一人でも多くの方々に、そうした虚像ではなく日本の死因究明制度の現実を知ってもらいたいと思って書いたものである。

それが、目の前に山積する問題解決への近道なのかもしれないと思う。

そもそも、私はなぜ法医学を専門にするようになったのだろう。

「解剖が好きでない輩は法医学に来るべきではない」

という法医学の先生もいる。私はあまり真面目な学生とはいえなかったし、死に対する嫌悪感や死体を忌避する気持ちは、人間が本能的に持っているものだと思っている口なので、そもそも解剖が好きでこの道に入ったと自信を持っては言えない人間である。

事実、学生時代は、内科か皮膚科に進むことを考えていた。ただ、卒業当時の大学病院は研究偏重であり、内科などの臨床科に進んだら、患者さんと向き合うべきか、研究すべきかで将来悩むであろう自分も予想でき、進路については悩んでいた。

そんなとき、当時の東大法医学教室の高取健彦先生から勧誘を受けた。

あとから聞いた話では、高取先生は当初、法医学教室にあるお神酒を飲みに出入りしていた私の友人に目をつけ彼を勧誘したらしいのだが、その友人は、

「外科に行きたいので、自分は嫌だ」

とはっきり断り、その代わりに、

「岩瀬なら断れないと思います」

と私への勧誘を勧めたのだという。

そうとは知らない私は、

「研究か臨床かで悩みながら、生きた患者さんに迷惑をかけるより、医師として死者を診る世界もありかな……」

などと考え、法医学教室への入局を決めた。それがこの道に足を踏み入れた第一歩だった。

とはいえ、当初は臨床にも未練があったので、法医学教室に大学院生として所属しながら、都立豊島病院の内科と麻酔科で研修をさせてもらった。1年弱という短い期間ではあったが、日本の医療現場を垣間見て、臨床における矛盾点のいくつかを体感できたことは、法医学に進んだ今でも大変役に立っている。

さて、研修後は臨床に対する未練も断ち切ることができ、あらためて法医学で頑張る気には

なったのだが、法医学に対する愛着が増す反面、『こんなんで日本は大丈夫なのか?』という不安が日増しに強くなっていくのがわかった。

東京都内にいると、監察医務院や複数の法医学教室があるせいか、様々な鑑定論争の狭間で嫌な思いにも直面する。

どこの大学も設備や人員が乏しい中で、できる範囲でがんばっているものと思うが、検事や弁護士の演出する「裁判」という劇場で、法医学者は彼らの代理戦争をする「駒」として弄ばれ、結果的に法医学者同士がお互いにいがみ合う様は、哀れでもあり、不快でもあった。

そもそも、金も人材もない中、満足のいく完璧な鑑定を求められても、それは無理というものだ。ところが、裁判官を含む法曹関係者は、自分たちが法医鑑定の最大の利用者でありながら、「法医学教室」という、死体の証拠を保全する機関の確かさや信頼度についての検証をまったくしてこなかった。

要するに、自分が関わる訴訟にさえ勝てばいいとしか思ってこなかったのではないか……。

私にはそう思えてならなかった。

そんな中、地下鉄サリン事件が発生した。当時、恩師の高取先生が鑑定論争の中で意地を見せ、世界で初めて遺体からサリンを検出したのは、傍から見て頭が下がる思いであった。しかしその一方で、サリン被害者のご遺族においては、解剖後に、遺族待合室で長時間放置されるなどの事件も発生し、法医学教室がマスコミで叩かれたことは、本書の第4章に記したとおりだ。

我々法医学者が、死者や遺族、国民のために正義感をもって一生懸命仕事をしても、現行制度では遺族と向き合う責任者が不在であり、どうしても対応がずさんになってしまう。このままでは、解剖してほしいと思う遺族がいてもその声は無視されるし、不本意に解剖された遺族の心の傷はいつまでも放置されてしまう。

司法解剖は本来、日本の死因究明制度、ひいては、裁判制度の根幹をなすべきものだ。ところが、現実はどうだろう。現行の死因究明制度を抜本的に改善しないかぎり、犯罪・事故・労災の見逃しは多発し、国民の権利維持は果たせない。また、人員と設備の不足により、鑑定の質にばらつきが見られ、しかも多くの大学で鑑定書を書く暇もなく、多くの鑑定書が未提出になっていることも問題だ。

また、薬毒物の検査拠点が一カ所もない現状も、薬物による保険金殺人を抑止するために、いずれは解決しなくてはならないし、遺族への説明が不十分な問題も早急に解決されなくてはならないだろう。この点はきわめて重要である。

生まれ故郷である千葉の大学に赴任することとなったのは、まさにこうした現行制度のおかしさに気づき、なんとかしなければならないとの思いが、日増しに強くなっていた頃のことだった。

そこで、何はともあれ、経費の問題を改善するために努力してみようと決意した。そこで、警察庁、法務省、千葉県知事に手紙を書いたり、県警本部長に医学部長とともに陳情に行ったり、考えうるあらゆる手立てを尽くしたのだが、行政側は真摯に対応するそぶりを見せてはくれなかった。このままでは千葉だけでなく、日本の法医学も近いうちに壊滅してしまうことは明らかだった。

「いっそのこと、ストライキでもやってやろうか。いや、それでは、遺族が気の毒だ。他によい方法はないものか」

と思って考えついたのが、検視・検案に実験的にCT検査を導入することだった。

そして、この変死体のCT撮影を実施したことをきっかけに、いろいろな方々と知り合うことができた。

本書を執筆いただいた柳原三佳さんや各社の新聞記者さんなどマスコミ関係の方々、今や小説家として有名な某先生、千葉大放射線科の山本正二先生をはじめ、他分野の先生などだ。さらには、柳原さんにCTのことを紹介していただいたおかげで、民主党（当時）の細川律夫元厚生労働大臣とその政策秘書である石原憲治さんにお会いすることができた。

こうした方々との出会いなしでは、法医学の真相を報道していただいたり、国会内で死因究明に関して議論していただいたりすることなどありえなかったと思う。

今後、自民党など与党内でも、死因究明制度に関する議論が起きることを祈ってやまない。

とはいえ、まだまだ解決しなくてはいけない問題は残っている。解剖経費が大学に入るようになったものの、国立大学の法人化により、文部科学省からの常勤職員に対する人員削減は継続しており、法医学教室の解剖数が増えているのに常勤医が削減されていく趨勢に変わりはない。さらには、解剖に際する危険手当も出ない状態だ。日々、結核やC型肝炎、AIDS、新型コロナウイルスなどに感染するリスクを抱えながら解剖している上、医師としては最低賃金で働いているわけで、これでは、法医学に入りたい希望者もいなくなってしまうだろう。

また、解剖経費は、現在の解剖数を維持するだけの必要経費なので、解剖施設の増設まではできない。政府が積極的に死因究明制度の改革に取り組まなければ、なかなか改善されないだろう。はたして、我々法医学者が遺族や国民のために役立てているという真のプライドをもって仕事ができる時代がくるのかどうか……。

それについては正直なところ先が見えないが、これからも、少人数ながら頑張っていかねばならない。まだまだ先は長そうだ。

最後に、恩師の高取健彦先生ほか、このあとがきや本文で名前を挙げさせていただいた方々、千葉大赴任当初から応援していただいた、福田康一郎元医学部長、堀江寛元理事長、齋藤康先生、徳久剛先生、中山俊憲先生ら歴代学長ほか千葉大学の方々、何かとご教示をいただいた池谷博先生、武市尚子先生ほか、法医学関係者の方々など、この問題に関わっていただいたすべての方に、これまでいただいたご助言を感謝するとともに、今後もご指導、ご鞭撻いただくことをお願いして、締めくくりの言葉とさせていただきたい。

岩瀬博太郎・死因究明関連のおもな論文など（2003年〜）

1. 池谷博, Sauli Toivonen,岩瀬博太郎, 高取健彦, Pekka Saukko.日本とフィンランドにおける死因決定システムの違いについて. 日本医事新報 4141号, 57-60, 2003.

2. 岩瀬博太郎. 国立大学の法人化後における司法解剖のありかたについて. 千葉医学雑誌79号: 235-241, 2003.

3. 岩瀬博太郎. 池谷博, 楠見昭夫, 北口雅章, 国立大学の法人化後に発生しうる諸問題　-司法解剖を例に, 日本医事新報4171号, 61-2, 2004.

4. 岩瀬博太郎. 日本の法医解剖の歴史から学ぶべきこと, 日本医事新報4247号, 91-2, 2005.

5. 岩瀬博太郎, 早川睦. 死後CT 小児科臨床, 58号(1), 99-101, 2005.

6. Hayakawa M, Yamamoto S, Motani H, Yajima D, Sato Y, Iwase H. Does imaging technology overcome problems of conventional postmortem examination? A trial of computes tomography imaging for postmortem examination. Int J Legal Med. 120:24-6, 2006.

7. 武市尚子, 岩瀬博太郎, 矢島大介, 吉田謙一, 連載"医療関連死"：解剖の情報開示と遺族および社会への対応. 病理と臨床24号, 645-649, 2006.

8. 岩瀬博太郎. 日本の死因究明制度が異常死届出に及ぼした影響-法医学の観点から. 判例タイムス1238号, 9-16, 2007.

9. 早川睦, 武市尚子, 岩瀬博太郎. 千葉県警察嘱託医の意識調査. 日本医事新報4326号, 76-80, 2007.

10. 早川睦, 武市尚子, 矢島大介, 茂谷久子, 佐藤彌生, 岩瀬博太郎. 千葉県における警察嘱託医業務の実態調査. 千葉県医師会雑誌59号, 29-33, 2007.

11. 岩瀬博太郎. 犯罪捜査と鑑定-検死・解剖と法医解剖の役割-. 第43回日本犯罪学会総会, 大阪, 日本犯罪学雑誌73号, 66-69, 2007.

12. 岩瀬博太郎. 事故による死亡への取り組み-特集　小児の事故による傷害とその予防. 小児内科39号, 1077-1080, 2007.

13. 岩瀬博太郎. 私の視点-死因究明制度　犯罪捜査の偏重を改めよ 朝日新聞朝刊, 2007年2月6日.

14. 早川睦，山本正二，茂谷久子，矢島大介，武市尚子，佐藤彌生，小林和博，佐藤かおる，岩瀬博太郎．検視・検案時におけるCT導入の試み．法医学の実際と研究51，157-161，2008.

15. 武市尚子，早川睦，岩瀬博太郎．診療関連死の剖検と病理医の現状―千葉地域における意識調査から―．病理と臨床27, 691-693，2009.

16. 早川睦, 山本正二, 茂谷久子, 矢島大介, 武市尚子, 佐藤彌生, 小林和博, 佐藤かおる, 永澤明佳，咲間彩香，笠原しおり，岩瀬博太郎: 検視・検案時におけるCT導入の試み（II）．法医学の実際と研究52, 89-96，2009.

17. 石原憲治, 武市尚子，岩瀬博太郎. なぜ警察取扱死体が減ったのか―精度の高い死因究明制度の構築に向けて. 日本医事新報 No.4697, 14-17, 2014.

18. 石原憲治, 武市尚子, 岩瀬博太郎. 外表だけでは異状の有無を判断できない. 日本医事新報 No.4713, 10, 2014.

19. 岩瀬博太郎, 石原憲治. 日本の法医学教育および死因究明制度の歴史. 公衆衛生. 医学書院, 299-303, 2015.

20. 「死因・身元調査法に基づく解剖の実施状況について」石原憲治、武市尚子、池谷博、出羽厚二、吉田謙一、岩瀬博太郎. 千葉医学雑誌, 1-8, 2015.

21. 槇野陽介, 岩瀬博太郎. 死後CT検死においてよく見られるピットフォール. インナービジョン. 31巻1号, 37-39, 2016.

22. 石原憲治, 岩瀬博太郎. 法医解剖前の臓器移植はなぜできないのか—わが国の死因究明と臓器移植に関する考察. 日本医事新報. No4835, 18-21, 2016.

23. 槇野陽介, 猪口剛, 吉田真衣子, 岩瀬博太郎. 法医解剖前CTの役割とSupria Grandeの利用状況. MEDIX.Vol66, 13-18, 2016.

24. 石原憲治, 斉藤久子, 咲間彩香, 岩瀬博太郎. 政治や法律からみた歯科法医学～精度の高い身元確認業務を目指して～. 日本法歯科医学会誌9-1, 1-10, 2017.

25. 石原憲治, 矢島大介, 武市尚子, 岩瀬博太郎. 死因・身元調査法の解剖制度への影響に関する考察. 千葉医学. 94-2, 53-64, 2018.

柳原三佳・死因究明関連の主な著作（2004〜）

■2004年

『「“バイク事故”死に新疑惑！」でも動かぬ北海道警察の過ち』フライデー（講談社）3月26日号

『ジャーナリスト・アイ第54回　千葉大学法医学教室』捜査研究（東京法令出版）4月号

『千葉大学法医学教室が実名告発　殺人天国　変死体の96%が解剖されていない』週刊文春（文藝春秋）6月17日号

『ジャーナリスト・アイ第57回　低すぎる解剖予算』捜査研究（東京法令出版）7月号

『監察医が示した臓器片は別人のものだった　ニッポンの司法解剖は大丈夫か』論座（朝日新聞社）7月号

『事故死と断定した警察の疑惑と過ち』　フライデー（講談社）8月5日増刊号

『犯罪被害者の立場から見た法医学の問題』　科学（岩波書店）vol.74

『遺体に“解剖跡”なく、保管臓器は“別人”のデタラメ司法解剖　神奈川県警が『交通事故→放置死』を「病死」にねじ曲げた』　フライデー（講談社）12月24日号

■2005年

『柳原三佳のタンデムシート／解剖室から見えてみた法医学・司法解剖の現実』ミスターバイク（モーターマガジン社）1月号

『死因究明　葬られた真実』（講談社）　単行本

『凶悪事件を暴かない「死体検視の恥ずべき現実」』フライデー（講談社）10月21日号

■2006年

『「殺人見逃し」大国ニッポン』　週刊朝日（朝日新聞社）1月17日号

『野口氏怪死事件　警察庁の国会“詭弁”』　週刊朝日（朝日新聞社）2月24日号

『告発レポート　犯罪被害者が見捨てられている！　ニッポン警察の大罪　死因究明を徹底せよ』現代（講談社）3月号

『野口氏自殺で露呈した日本のズサンな死因判定』財界展望（財界展望新社）4月号

『司法解剖がほとんど実施されない異常死体「死因究明」のズサンさ』財界展望（財界展望新社）5月号

『全国「殺人見逃し」危険度マップ　都道府県で解剖率はこんなに違う』　週刊朝日（朝日新聞社）5月12日号

『千葉保険金疑惑の答弁で薬毒物殺人は見逃しだらけ』　週刊朝日（朝日新聞社）

6月30日号

『相次ぐパロマCO中毒事故　警察の捜査ミスでも被害拡大』週刊朝日（朝日新聞社）

8月11日号

『変死体が発見された場所がその後の進展に違いを生む』全国警察力ランキング　別冊宝島（宝島社）

■2007年

『解剖先進都市ウィーンルポ「日本では解剖せずに判断するんですか？」』週刊朝日（朝日新聞社）6月22日号

『新・一瞬の真実 緊急提言　こんなにバラバラでいいのか！　世界最低・日本の変死体解剖率　交通事故の真実追求は、正確な「死因究明」から始まる』ミスターバイク（モーターマガジン社）7月号

■2008年

連載『葬られた変死体事件簿①～⑥』　週刊現代（講談社）　6月7日号～7月26日号

崩壊寸前!日本の「司法解剖」事情 死体を捨てたければ千葉か埼玉へ行け!?　--犯罪見逃し、冤罪…捜査の根幹が大激震　冤罪ファイル No4（2008.12）

■2009年

『「日本の論点2009」の本の変死体の解剖率は数%。ずさんな死因究明が犯罪を黙認している』日本の論点2009（文藝春秋）

■2010年

『「身元不明」大国ニッポン　個人識別率の低さに緊急警告！』週刊朝日9月3日号（朝日新聞社）

■2017年

『奈良県警の留置場で起きた「医師変死事件」で深まる謎』週刊金曜日2月号

『取り調べ中の暴行で男性死亡!? 法医学者が奈良県警を告発　写真一挙公開！』冤罪ファイルNo27（2017.3）

『奈良県警・留置場内変死事件　まともな捜査もなされず「告発に当たる事実はなかった」』冤罪ファイルNo.28（2017.6）

『睡眠導入剤混入事件で浮かび上がる日本の「解剖率」の低さ　法医学者も警鐘』Yahoo!ニュース個人7月20日

『＜交通事故＞あなたの地域は大丈夫！？ 都道府県別の解剖件数を一挙公開』Yahoo!ニュース個人8月28日

■2018年

『石原さとみ主演ドラマ『アンナチュラル』の研究所は理想形？　実際の「死因究明」現場は問題山積み』Yahoo!ニュース個人1月29日

『親族の「死因」に納得できないとき、どうすべきか？ 千葉大学・法医学教授に緊急インタビュー！』Yahoo!ニュース個人6月24日

■2019年

『私は虐待していない　検証 揺さぶられっ子症候群』（講談社）単行本

『奈良県警・留置場変死事件、遺体が叫ぶ取り調べの闇』JBPress9月3日

■2020年

『新型コロナウイルス 亡くなった人からも感染するのか？　法医学者が危惧する日本の脆弱な「感染症対策」』Yahoo!ニュース個人2月29日

『「コロナの死者数はもっと多い」東大法医学者がそう断言する死因究明の現実』PRESIDENT Online5月27日

『「死因不明遺体にもPCR検査を」変死体と向き合う女性法医学者の警告』PRESIDENT Online9月3日

『犯行の痕跡ない殺害遺体、鑑識係はどう見抜くのか』JBPress12月29日

■2021年

『川に沈んでいた愛息、なぜ県警は「解剖しても無駄」と告げたのか』JBPress8月19日

[著者略歴]

岩瀬博太郎 いわせ・ひろたろう

1967年、千葉県木更津市生まれ。解剖医、千葉大学大学院医学研究院法医学教室教授。

東京大学医学部医学科卒業。同大学法医学教室を経て2003年より現職。14年より東京大学大学院医学系研究科法医学教室教授併任、千葉大学附属法医学教育研究センター設立に伴いセンター長併任。主な著書に『焼かれる前に語れ 司法解剖医が聴いた、哀しき「遺体の声」』『法医学者、死者と語る 解剖室で聞く 異常死体、最期の声』(小社)、『死体は今日も泣いている 日本の「死因」はウソだらけ』(光文社新書) など。法医学ドラマやコミックの監修も務める。日本法医学会理事。

柳原三佳 やなぎはら・みか

1963年、京都府京都市生まれ。ノンフィクション作家。

交通事故、死因究明、司法問題等をテーマに執筆。主な著書に『家族のもとへ、あなたを帰す 東日本大震災犠牲者約1万9000名、歯科医師たちの身元究明』(小社)、『開成をつくった男、佐野 鼎』『私は虐待していない 検証 揺さぶられっ子症候群』(講談社) など。児童向けノンフィクションに『柴犬マイちゃんへの手紙』『泥だらけのカルテ』(講談社)。『示談交渉人 裏ファイル』(共著、角川文庫) はTBS系でドラマシリーズ化、『巻子の言霊 愛と命を紡いだ、ある夫婦の物語』(講談社) はNHKでドラマ化された。

新版 焼かれる前に語れ
日本人の死因の不都合な事実

2021年9月22日　第1版第1刷発行

著者　岩瀬博太郎／柳原三佳

発行所　WAVE出版
〒102-0074　東京都千代田区九段南3-9-12
[TEL] 03-3261-3713
[FAX] 03-3261-3823
振替 00100-7-366376
[E-mail] info@wave-publishers.co.jp
https://www.wave-publishers.co.jp

印刷・製本　中央精版印刷株式会社

NDC498　215p　19cm　ISBN978-4-86621-369-9